大好生活
4

在懷疑與信任之間

醫病心樂章

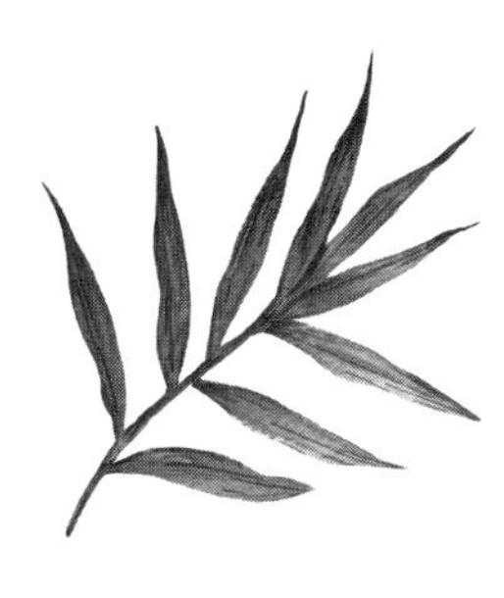

社團法人台灣醫病和諧推廣協會——著
胡芳芳、孫德萍——採訪撰稿
李侑穎——漫畫

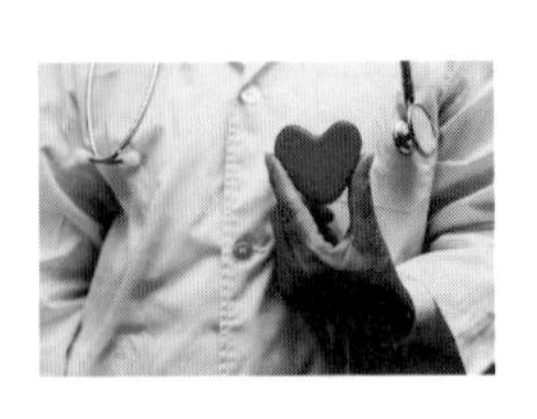

目錄

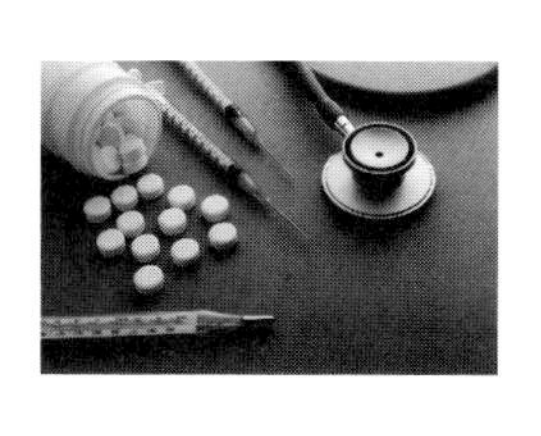

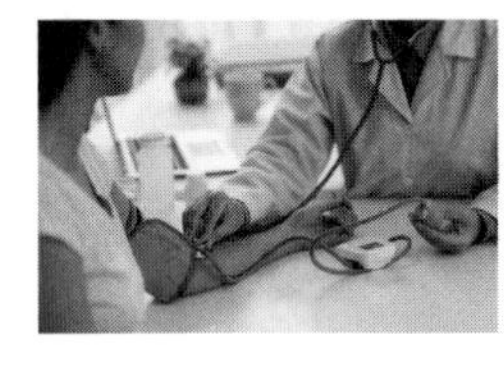

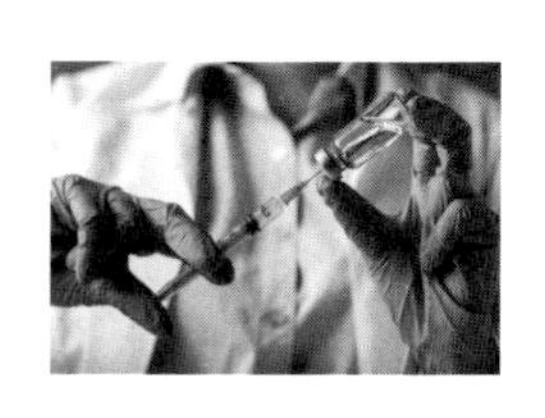

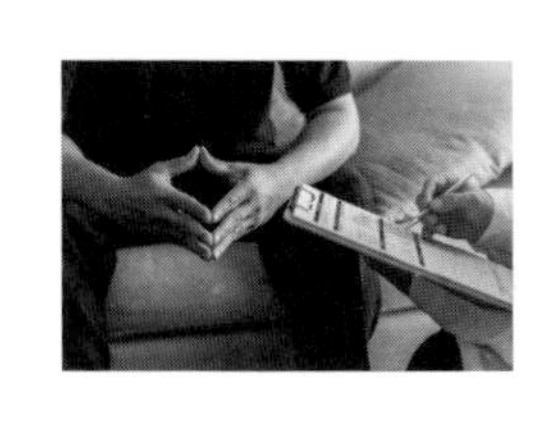

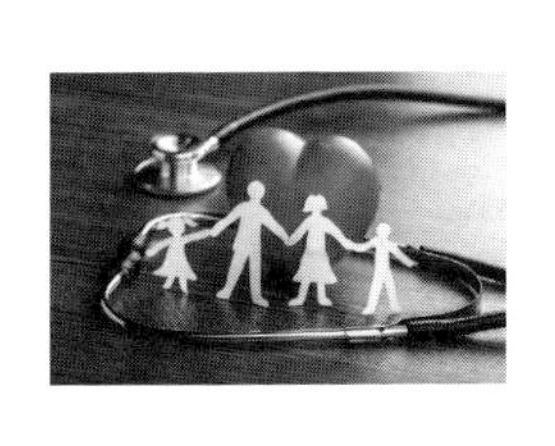

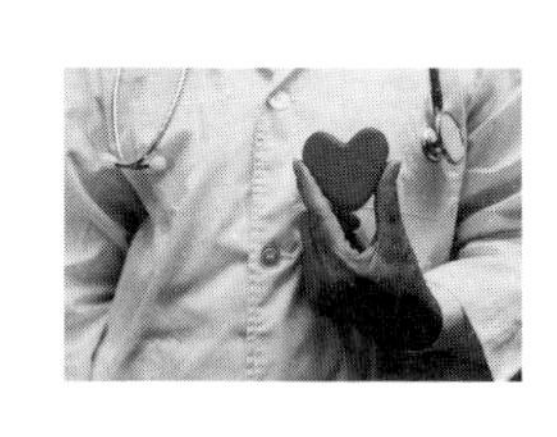

推薦序

醫病心樂章

三軍總醫院泌尿外科主治醫師
于大雄

人的一生，生老病死，生病多數人不可避免，而死則是所有人的唯一終點。雖說生死由命，但生病卻常是痛苦折磨的過程。

本書以「醫病關係」、「當醫護變病人」、「安寧、善終與病人自主權利法」及「醫學生之成長」等四部份主題切入，並輔以「醫院內醫療作業處置流程釋疑」，由瞭解病人心，經由耐心傾聽與充分溝通達到良好「醫病關係」；再以同理心對等體會「醫護人員也是病人」情境時之心情與想法；藉由ＤＮＲ、重症照護、疾病末期全人會議、人工肛門、放射治療、物理治療、安寧緩和治療、開心手術與床位調控等「醫院內流程釋疑」，使民眾更充分了解與產生信賴；針對過來人轉念善的循環、生死兩安、為愛自主等宣揚「安寧善終與病人自主權利法」尊嚴善終之重要性；最後舖陳經由大體老師與人文倫理之身教言教，才能養成真正能身體力行關心病人的醫護及醫事人員。

相信經由仔細閱讀此書，讀者們可更加深入了解醫療及醫病之間的本質與內容，也可在各項關鍵議題上獲益。也藉此對本書諸多專家學者們的貢獻與經驗分享，致上個人最高之敬意。

推薦序

「愛」是唯一的答案

台灣護理學會理事長　王秀紅

千呼萬喚、期待已久，這本關於醫病關係的大眾圖書終於出版了。本書內容涵括：「醫病關係」、「當醫護變病人」、「安寧、善終與病人自主權」、「醫之初：醫學生的成長之旅」四部分，以平易近人的文字與專業人員的現身說法，帶領讀者一窺醫病之間的關係、照護者角色轉換為病人、倫理困境、以及職涯初心等種種面貌。

醫院是人一生的縮影，有新生兒誕生的喜悅，也有生命驟變的哀傷；特別是與病人／家屬最常接觸、關係也最密切的護理師們感觸更為深刻。依據英國專業信任度調查

（Ipsos MORI Veracity Index）結果顯示：護理師已連續三年（二〇一六至二〇一八年）獲得民眾票選為年度最受信賴的專業人士（Trust in Professions）之冠；而美國蓋洛普民意（Gallup Poll）調查社會大眾心中最誠實且最受信賴的專業人士，護理師已連續第十六年獨占鰲頭！由此可知，在複雜而多面向的醫病關係中，護理師是建立互信關係的靈魂人物。照護（care）與關懷（caring）原是一體兩面，而護理本質的獨特性使我們更能深入瞭解病人與家屬的真正需要，這是其他醫療工作者無法做到的。

信任，是醫／護病互動的基礎

本書收錄《感動護理，感謝有你》、《愛從未離開》、《當護理師變病患》等許多關於天使之愛的生命故事。當疾病來襲時，在醫病互動的過程中，無論是醫療照護、法律或倫理層面，牽涉其中的多方都面臨許多抉擇與挑戰；病人及家屬接觸到醫師、護理師、社工師與物理治療師等醫療團隊人員，交織出無數個屬於每個人的生命樂章。無論你我合奏是快版、慢版，是簡譜、進行曲，抑或是繁複的交響曲；如同指揮者與樂手的各司其職、協同合作，才能譜出一首首動人的「醫病心樂章」。經歷種種形態的醫病互動過程後，驀然回首，我們將恍然頓悟，原來「信任」是一切醫／護病互動的基礎，而「愛」是唯一的答案。

推薦序

以人為本的醫病關係

高山青
三門聯合建築師事務所主持建築師

台灣的醫療科技進步，醫療設施也完善，但醫療體系普遍偏重醫療技術，而較忽略病者心理及社會層面的關懷與照顧，因此，醫病關係是現今醫療體系和社會大眾最應關注，並需要共同努力提昇的重要課題之一。

醫病關係的主體是「人」，診斷、醫療及護理是醫療過程中重要的階段，假如醫護工作者都具有愛心、同理心、關懷、尊重、專業、敬業、負責的基本涵養並重視醫學的人文、倫理，在療傷治病中，能夠傾聽病者、同理病者的擔憂與困惑，能耐心、細心解說病症及治療方法，讓病者感受有尊嚴地被對待、重視。而病者及親友家屬也相對對醫護專業尊重、信任、包容、體諒、感恩等正面的信念及態度，那麼發生糾紛、爭議的情況自然會減少許多。

醫病的關係是雙向的，必須將愛、互信、尊重注入人心，成為每個人的素養；尊重人、敬重每一個生命，才得以提高生活與生命的品質與價值。

至於面對所謂的民眾權利意識的昇高及醫界面臨醫病關係緊張或醫療人員訴訟、負面的挑戰衝擊等特殊情況的發生，我們也希望透過真誠的溝通、關懷及人本的良知、善意，理性感性兼顧的協商調節，雙軌進行，得到醫病雙方圓滿的和諧或衝突的化解。

醫病心聲徵文，一帖溫馨劑

自二〇〇八年有幸和幾位熱心好友切磋，開始關心醫病關係之議題，幾經努力，自二〇一二年開始籌組，而於二〇一四年成立了社團法人台灣醫病和諧推廣協會。

創會理事長周怡芬女士愛心投入，熱心公益，四年來積極推動相關會務，包括研習、講座、宣導、考察、研究、徵文、義賣、籌款等活動，使協會順利成長，篳路藍縷、全力貢獻，令人感佩。

在近兩屆的醫病心聲徵文活動中，接觸許多感人事蹟及心得分享，都是愛、善良人性的寫照，讓我對台灣醫病和諧關係的推動有莫大的信心和期待。

本書收錄精彩的醫病心聲徵文，配合主題問答及名家專訪，內容豐盛，值得醫病相互交匯體認，是當今社會促進醫病和諧關係的一帖溫馨劑。

推薦序

一起學習互信互恤的病醫關係

財團法人藥害救濟基金會董事長 陳昭姿

這一本書，是醫療團隊、病人與家屬，在跨越時空的虛擬下，共聚一堂的聲音，畫面與課程。這一本書，是醫療團隊，病人與家屬，在跨越時空的真實中，角色互換的聲音，畫面與課程。

很多年前，當我還在台大醫院服務時，曾到美國加州大學舊金山分校進修觀摩，在全靜脈營養教學課程中，由於品質管理對於病人的療效與安全非常關鍵，Dr. Jackson 在親自教導全靜脈營養液的調製時，對學生說了一句話：「你必須當作是為自己的母親或你最愛的人而作」。這是我在進修一年中領受的第一個震撼，至今留在心中不曾絲毫減弱。

幾年後，我來到全國第一家癌症專科醫院服務迄今，遇見過無數罹患這類具潛在致命性疾病的病人，包括自己的親人與摯友。每一位病人從懷疑罹病到確定診斷，從病情溝通到治療計畫，從治療啟動到療效或病程進展等，每個細節與過程，無不牽動了個人生命與家庭成員的憂懼與悲喜，更有許多原是家庭經濟的支柱或家庭照顧的主要成員，深深影響了一家人原有生活的型態與安定。自然，這些變化不會只發生在癌症病人身上，所以，有人如此比喻，很多疾病其實不是一個人生病，而是一家人生病，因此，醫療團隊照顧「疾病」是不夠的，我們更要照顧「病人們」。

用心閱讀的生命之書

醫療技術與專業，固然足以處理疾病本身，但是為了照顧「病人們」，醫療團隊需要學習具備的，不只是與時精進的醫學技能而已，更重要的是，妥善面對病醫關係，維繫病人的自主與尊嚴，誠心關懷與溝通，這也是我當年在美國進修感受的第一個震撼的實質意義：同理心，將心比心。

這一本書，記述了每個人終其一生無法避免的生老病死所衍生的故事，來自病人、家屬與醫療團隊最忠實的主動分享。震撼、憤怒、悲傷、溫暖、感恩、反省、領悟、學習等各種情愫混雜其中，這是一本可以細細品味用心閱讀的生命之書。

推薦序

為醫病架起溝通的橋樑

曾任台北律師公會理事長，現任財團法人法律扶助基金會士林分會會長
黃旭田

作為一個律師，受當事人委任時，接觸到的往往不只是一個糾紛或爭執，背後常常更有著焦慮、恐懼、甚至怨恨或憤怒的人生故事。因此我常提醒年輕律師「法律服務未必只是勝敗輸贏，而是「一起承擔、共同走過」，關心服務的對象而給予「溫暖」，未來才有可能不會輕易的被ＡＩ人工法律智慧所取代。

要治「病」，更要治「人」

醫病關係與律師和當事人間的關係極為相似，只不過醫療的結果與官司的結果相比，更不容易預測，而且往往發展更快，尤其更可怕的是常常敗了就無法上訴救濟。因此如何告訴醫護人員要治「病」，更要治「人」；並同時提醒病人及家屬，不要成為良醫仁護的奧客殺手，就成為當前台灣社會的重要課題。欣見社團法人台灣醫病和諧推廣協會出版的這本《在懷疑與信任之間：醫病心樂章》，為醫病間架起橋樑，讓醫護與病人及家屬能相互聆聽與理解。謝謝你們的努力！也鄭重向大家推薦。

出版緣起

挖掘醫療現場真實的感動，用愛溝通

黃鈺媖
社團法人台灣醫病和諧推廣協會理事長

當醫療從父權走向病人賦權，再走向SDM（Shared Decision Making）的新時代，這一路醫病關係的演進中，聽診器兩端應該如何相互了解，始終是個核心問題。

台灣隨著全民健保之開辦，雖然享受了高品質，低價位的醫療服務，但民眾與醫療機構之接觸日益頻繁，也導致醫療糾紛責任風險的提高，而新聞偏好尋找衝突和戲劇性報導，更加劇醫病對立的印象；負面的醫病互動雖然有，但不應被放大檢視，我們始終相信在醫療現場，必定存在著更多，醫者對病方付出關愛之心，病方對醫者回予感謝之情。

醫病的初心：在愛裡溝通

有別於過往將眼光關注在受矚目的新聞事件上，我們希望挖掘醫療現場真實的感動，帶動善的循環，在這樣的初心發想下，協會開始舉辦「醫病『心』聲．『新』聲」徵文比賽。藉由邀請醫病雙方分享彼此間互動的心路歷程以及感人的醫病故事，為緊張的醫病關係注入暖流。在歷年來得獎作品中，我們發現不僅有醫護人員、醫學生投稿，更有多位民眾寫出溫暖人心的醫病回憶，透過鮮活的人情描繪，化為一篇篇值得深入思考的故事，這些故事雖然質樸，卻很真實、深刻地勾劃醫病人生百態，在每屆得獎人分享親身經歷時，每每都讓大家感動不已，也讓人猛然醒悟到醫病和諧的促進可以很簡單，就是回到醫病的初心：在愛裡溝通，彼此信任，互相體諒。

協會於二〇一四年一月十一日由醫、病、法三方等各界人士成立以來，持續藉由各種活動及與各政府機關、醫療機構與團體合作，推廣醫病溝通及和諧理念。這次將徵文成果出版，是希望得以和更多大眾分享動人的醫病故事，並藉由正確觀念與知識的傳遞，達成順暢溝通的目的。本書從「醫病關係」、「當醫護變病人」、「安寧、善終與病人自主權利法」、「醫之初：醫學生的成長之旅」四大主題選出二十四篇得獎的文章。在每篇文章之後，輔以漫畫呈現故事中精彩片段，並就故事中涉及的醫療溝通或醫療知識提供相關問答，期能讓這些故事化為橋樑，傳遞醫病互動的真善美，拉進彼此的距離，彌補目前醫病溝通相關資訊的缺口；書中各界名家分享，更可以讓讀者延伸了解相關議題。

本書在製作過程中，端賴各界大眾的共襄盛舉，才得以完成。在此，再次感謝所有與我們分享生命故事的作者、提供寶貴經驗和知識的各界名家、專家、贊助本書出版的捐款人及參與出版工作人員的努力。期許藉由本書的出版，為醫病和諧社會貢獻棉薄之力。

第一部

你能懂的醫病關係

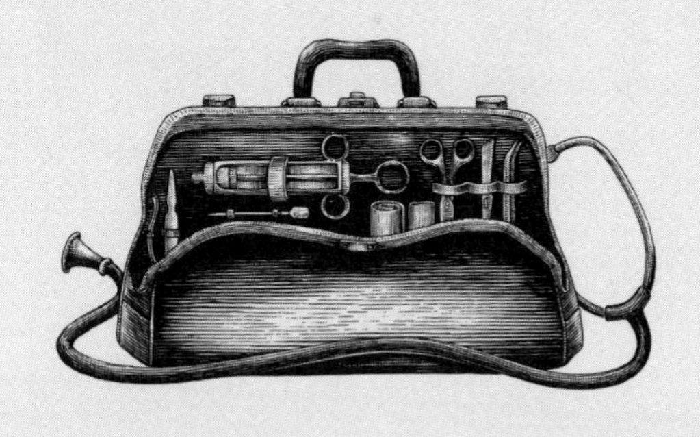

即使今日醫病關係緊張，猶如一片沙漠，只要用心經營、灌溉，仍然能夠在沙漠中培育出花朵。當身體遭受病痛，且對未來治療結果不確定，相信多數人的內心都會彷徨不安極度敏感，病人會試著將所有情況提供給醫師，希望能得到最好的照護。因此，醫者先練習「傾聽」，放下自己先入為主的觀點，接收病人所要傳達的真正訊息，讓對方的情緒與不安能得到紓解，感到被接納與尊重，「同理」對方的感受與不安。

醫療沙漠中，開出美好的花

於淑娟

哭聲稍歇後，她拍拍醫師的肩膀說：「我知道您是位好醫師，請您以後繼續好好為病人加油！」……。醫者父母心，若能給予病人及家屬同理的關懷與真心的撫慰，許多誤解和溝通不良都能順利化解。

台灣社會消費者意識日益高漲，把醫療行為視作如服務業般，稍不順心即提出客訴，使得醫療糾紛案件越來越多。自護理師轉調醫院公關部工作後，常需面對各式各樣病人申訴，朋友常同情我，這樣的日子應該很不好過，然而多年的經驗讓我深感：即使今日醫病關係緊張，猶如一片沙漠，只要用心經營、灌溉，仍然能夠在沙漠中培育出花朵。

旦夕天人永隔

八十歲張先生是醫院老病人，因壓迫性骨折入院打骨泥，術後傷口復原良好，但家屬希望等他能下床走路時再出院，繼續自費住院近三週，期間復健狀況順利。豈料就在預計出院前幾天，張太太先行返家整理東西，只留下看護陪伴病人，竟從此與心愛的先生天人永隔。

當天傍晚，張先生突然呼吸急促、喘不過氣，馬上會診心臟內科，驗血發現有代謝性酸血症併發高鉀血症，白血球僅一千多，且腎功能差，幾小時內病情便急轉直下，經血液透析仍心肺衰竭，轉入ＩＣＵ（加護病房）插管治療，雖經醫師努力搶救，張先生仍告不治。

衝突一觸即發

幾天後，張太太情緒激動地向醫院申訴，要求解釋先生為何猝逝，否則不排除訴諸法律。主治醫師立即致電聯絡家屬，卻都無人接聽，最後終於聯繫上，告知院方將安排「家屬說明會」，詳盡說明並傾聽家屬的訴求。

說明會上，院方代表七人，家屬四人，氣氛凝重，有山雨欲來之勢。張太太表示，因忙於處理後事常不在家，因而未接到電話，並非有意為難醫院，對於先生驟逝，她除了難過，更多的是自責與愧疚。她埋怨醫院，為何張先生病情有變化時未及早通知她來院，以致最後一刻沒能陪在先生身邊，來不及和他說話告別。自責將她壓得喘不過氣，悲傷的情緒更是排山倒海而來，說到傷心處，張太太聲淚俱下，讓在場所有人都為之動容。

主治醫師則解釋，張先生年事已高，免疫系統較弱，因此細菌容易侵犯人體引發感染，這次死因即是敗血症，敗血性休克。但家屬認為張先生手術傷口復原良好，並無感染跡象，後經血液培養結果，證實他感染了源自腸胃道的克雷白氏菌，顯然非此次手術所造成。「張先生是我多年的病人，發生這種不幸，我也非常遺憾。」醫師最後感傷地說出自己難過的心情。

淚水冰釋誤會

雙方各自表述後，家屬沒有多說什麼，對後續處理也未置可否。我心中本已做了上法院的最壞打算，但就在說明會即將結束時，醫師忽然走到張太太身旁，用手擦去忍在眼眶中的淚水，然後握起張太太的手，語氣懇切地說：「我知道你很難過，我能夠感同身受。」同仁們看到這景象都相當驚訝，因為在大家眼中，這位醫師個性剛直，很少表現出感性的一面。此時，張太太的反應更出乎我們意料，她忽然倒在醫師身上痛哭，彷彿要將所有的委屈都宣洩出來。哭聲稍歇後，她拍拍醫師的肩膀說：「我知道您是位好醫師，請您以後繼續好好為病人加油！」一場可能很難善了的法律糾紛，就這樣落幕了。

醫療過程充滿許多不確定風險，未必能達到預期結果，但資訊上的不對等和專業知識的隔閡，往往使病家在面對糾紛時不知所措。醫者父母心，若能給予病人及家屬同理的關懷與真心的撫慰，許多誤解和溝通不良都能順利化解，這次經驗讓我看見了，在醫療的沙漠中也能開出美好的花。

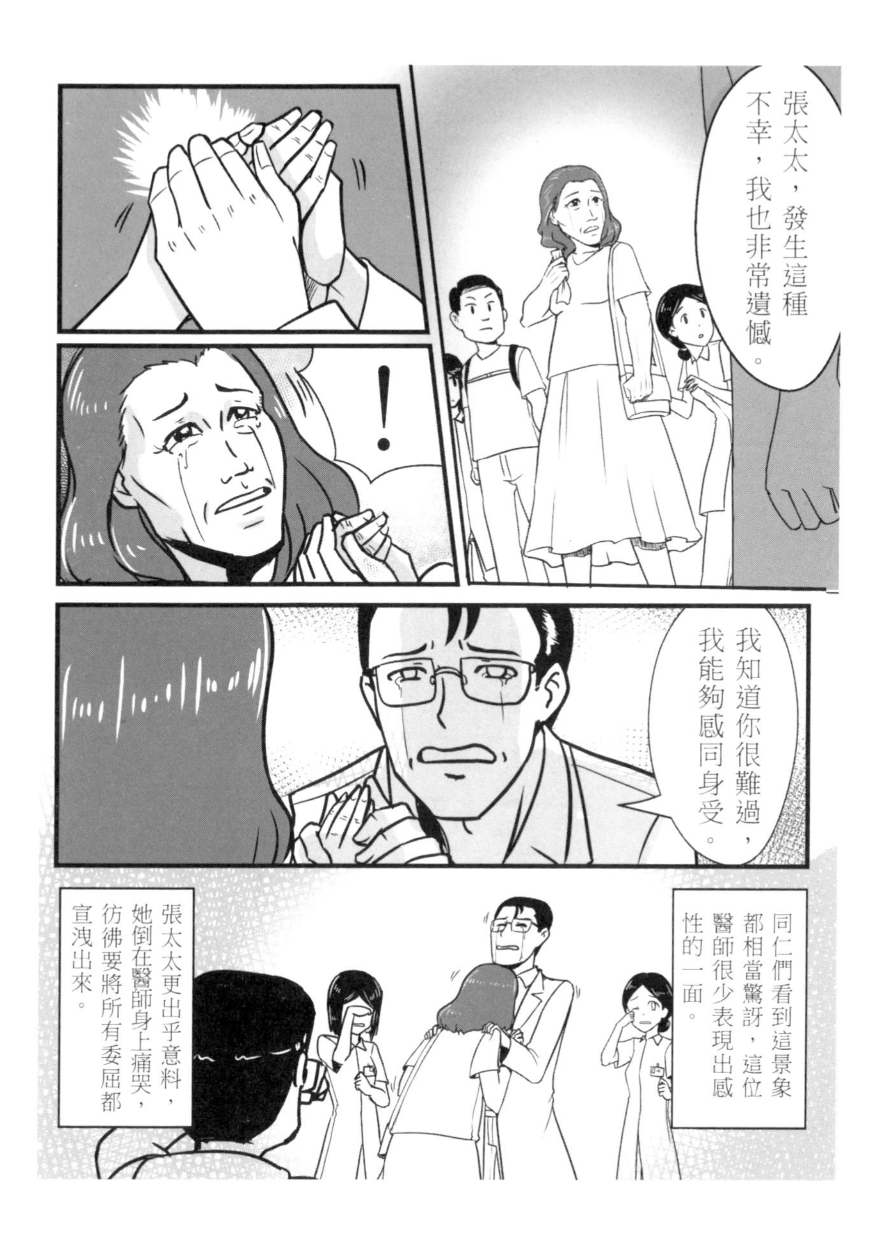
張太太，發生這種不幸，我也非常遺憾。
!
我知道你很難過，我能夠感同身受。
同仁們看到這景象都相當驚訝，這位醫師很少表現出感性的一面。
張太太更出乎意料，她倒在醫師身上痛哭，彷彿要將所有委屈都宣洩出來。

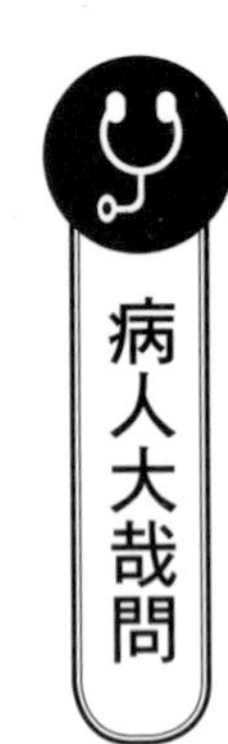

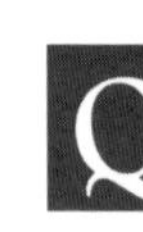

病人病情變化莫測，又無法時時隨侍在側，如何與醫院保持及時通報管道，才能避免遺憾？

首先要認識，醫護人員不是神，雖能大致掌握病情的進展，但身體的奧祕仍充滿未知，一個不留神，可能就會出現意料之外的狀況。

為了能及時掌握病人狀況，病人與家屬，病人與醫護團隊，家屬與家屬、家屬與醫護團隊間，都應儘可能建立有效、通暢及多元的溝通管道，包括口頭、紙本、手機、電話、網路通訊軟體line、微信等，確保雙方傳遞的訊息能流通無礙。現今病方在住院時，醫院都會記錄家屬第一與第二聯絡人的通訊方式。

以這篇文章的案例，病人的病情變化確實急轉直下讓人措手不及，醫護團隊體恤張太太才剛離院，一念之間未在張先生出現不適時立即告知，後續在急救中雖有電話聯繫又因故未能馬上接通，加上張太太隻身在台沒有第二聯絡人，才導致這場憾事。事後院方已對醫護人員加強教育，務必在第一時間聯繫家屬。

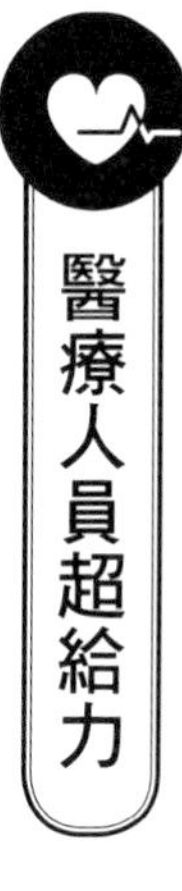

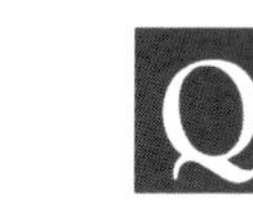

身為第一線負責調解協商醫療糾紛的工作人員，該抱持什麼樣的心態與溝通方式，才能有效消弭爭議？

工作人員與病人及家屬溝通協商時，若能體認這和醫療行為一樣，是在診治他們的心，這樣在面對種種負面情緒的抱怨與責怪時，就不會太糾結了。

如果一心只是為了捍衛醫院權益，和病方站在對立面，結果反而會更嚴重，不妨放低姿態，用心傾聽他們要的是什麼？訴求是什麼？

院方必須在一開始就讓病方相信你會用最公正的態度來調解，必要時會幫病人爭取權益，處理過程中絕對要公開透明，民眾能夠充分明瞭每一步程序與作法。準備家屬說明會時，醫生要能夠先掌握病方想聽而缺乏的內容，大事常可化小，小事化無。

我們往往發現，家屬要的不是錢，要的是感受。正視每個病人感受時，醫療的美好會展現得更多。

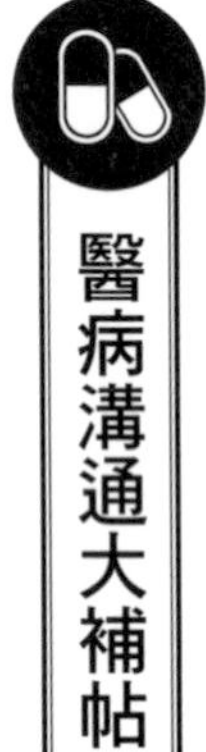

目前醫院內外已經有哪些溝通關懷調處機制和管道，可以在病人及家屬對於醫療處置有疑惑或糾紛時運用？

A

現今醫院內部多已設有院長信箱、意見箱、公共事務部門、病人安全委員會、滿意度問卷及各式通報系統等供民眾反映心聲，醫院高層也越來越重視對於就診民眾的主動關懷與溝通。

為了能更妥善的讓雙方處理爭議，衛福部已擬相關法案推動（即醫療事故預防及爭議處理法，簡稱醫預法），在醫院內外訂定明確的溝通關懷與調解機制，確保醫病雙方的權益（請參考下頁「江湖在走，法律要懂」單元）。

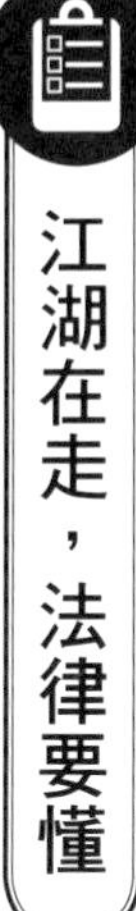

醫療事故預防及爭議處理法（簡稱醫預法）

緣起：為預防及降低醫療事故之發生，提供第一時間關懷並妥善處理醫病雙方面對醫療爭議之困境，促進醫病關係和諧，衛福部推動立法，行政院於二〇一八年四月十二日通過「醫預法」草案，將送立法院審議。

核心：

一、**溝通關懷：**一百床以上醫院應設置醫療事故關懷小組，九十九床以下醫院及診所，則需指定專業人員或委託專業團體，於醫療事故發生後儘速向病家說明、溝通，並提供當事人協助及關懷服務。另將輔導成立專責機構，當發生醫療糾紛時，可接受申請，提供第三方觀點整理及評析意見，但評析意見和醫護表達之遺憾、歉意等陳述，都不會成為訴訟的佐證。

二、**爭議調解：**由地方衛生局成立醫療爭議調解會，當發生醫療事故而爭議時，醫病雙方經調解失敗才能進行訴訟，調解期限最長三個月，必要時可再延長三個月。

三、**預防除錯：**要求醫療機構對重大醫療事故要有根本原因分析並提出改善措施，加強內部風險管控機制。這些內容不能作為訴訟的證據和行政處分的依據，讓醫院更有空間誠實以對。此外，發生嚴重醫療事故時，將仿飛安事故調查機制，成立外部專案調查小組。

我的信心之旅，有你真好

王婉婷

有上帝的愛，有一位好醫師，有信心與盼望，就可以戰勝這一切，快樂的迎接上帝為我預備豐盛的下一站。

真是感謝上帝為我特派的天使醫生：萬芳醫院神經外科廖國興醫師，陪我走過這段生命中死蔭幽谷的旅程。

走過死蔭幽谷

我是個熱愛教學的國小美術老師，二〇一五年一月六日一早起床後要上學時，我昏倒了好幾次，媽媽立刻送我去醫院，就在此時遇見了廖醫師！他從腦部到五臟六腑都為我仔細檢查，想不到結果竟是：腦部長了一個七公分的腫瘤，而且已經破裂流血，必須立刻開刀。

第一次手術歷經十六小時，直到廖醫師出來跟心急如焚的家人說：「腦瘤只取走了三分之一，失血過多，全身的血已經換了5000c.c，要先停止。」三天後，我醒了，我被救活了！感謝上帝保守，手術前醫生所說的最壞風險：喪失記憶變成植物人、癡呆變笨、四肢殘廢……，都沒有發生在我身上。

在加護病房的日子，廖醫師日夜都來看我，時時刻刻關心我的狀況：晚上的睡眠品質、枕頭的高度、床的傾斜度等等，他都細心地為我調整，只希望我有最好的休養，並要家人為我準備音樂在病房播放，好放鬆心情安心休養。

巧手妙語慰我心

最記得剛開完刀時我頭上還插著引流管，廖醫師為我換藥時，都要重新貼上白色的膠帶固定紗布，這樣的包紮就像是頭頂戴上一頂小白帽，愛我的家人都會說，我每天戴的小白帽很可愛。

我問廖醫師：「醫生，你們也學過美學嗎？要針對病人的臉型，為他設計包紮一頂適合的帽子？」他說：「我可沒像妳們唸美術系的那麼專業，是因為妳的五官漂亮，所以戴什麼帽子都好看喔！」頓時，我的心感覺很溫暖，因為在我人生最醜陋的階段：頭蓋骨少一塊、沒有頭髮、滿頭刀疤、最憔悴虛弱之時，還能有醫生如此撫慰人心的話語，他真是個不僅照顧病人身體，更懂得體貼病人心情有溫度的醫師。

喜樂之心乃良藥

二月份由廖醫師操刀的第二次腦部手術：電腦刀療程結束，我順利的出院了。感謝上帝保守，一切可能的後遺症：語言障礙、吞食障礙、視力受損（腦瘤壓迫到視神經）等，也全然沒有發生！

出院後，廖醫師停了我所有的藥，並說：「喜樂的心乃是良藥，有時候心中的信仰，比任何藥物都有用！」上帝真的派了一位好的無比溫柔天使，陪伴我這趟信心之旅！

二〇一五年十月九日是電腦刀進行後，確定腦瘤已萎縮可以進行最後一次頭蓋骨手術的日子，在廖醫師細心操刀下手術順利完成，我平安出院了。醫生說，現在的我，只要專心快樂的留頭髮就好了！

每次回診，我都十分感謝廖醫師的好醫術讓我完全無後遺症，而他總是微笑又謙虛的說：「是妳的主救了妳，祂只是借我的手幫妳開刀。」還說：「妳的上帝真的好愛妳，祂希望像妳這樣樂觀又充滿正面能量的老師，趕快回到學校去教育下一代，祂必全然醫治妳！」廖醫師就是一個如此溫柔又謙卑的好醫師！

這是我親身經歷的溫暖醫病小故事，一位善解人意的醫師，每句話都能帶給病人滿滿溫暖。能活著寫這篇感謝文，就可以證明：「腦瘤不會死！有上帝的愛，有一位好醫師，有信心與盼望，就可以戰勝這一切，快樂的迎接上帝為我預備豐盛的下一站。」

非常謝謝醫病協會策劃這個溫馨的徵文活動，讓我有機會表達對醫師的感謝和分享這段信心之旅的故事。

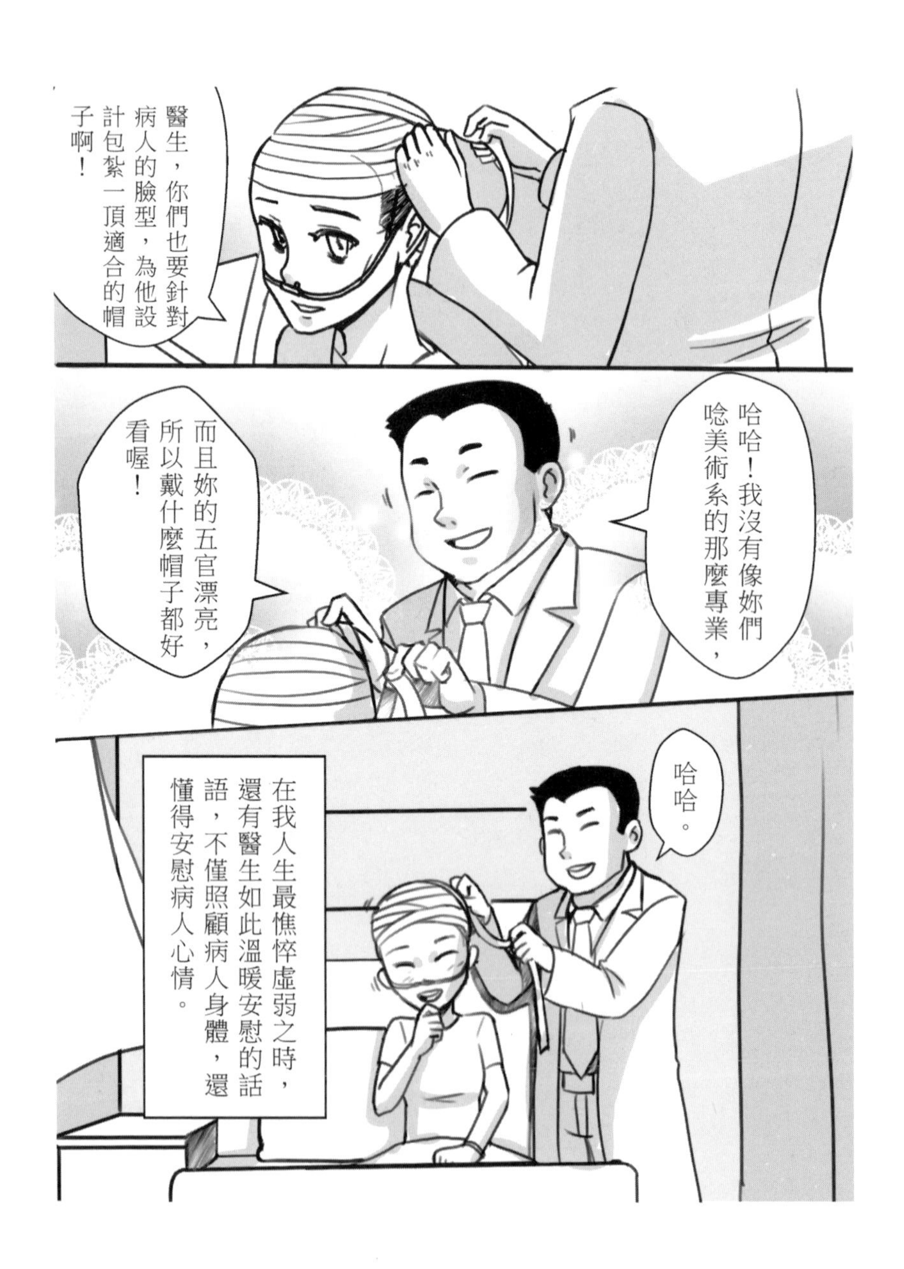
醫生，你們也要針對病人的臉型，為他設計包紮一頂適合的帽子啊！
哈哈！我沒有像妳們唸美術系的那麼專業，
而且妳的五官漂亮，所以戴什麼帽子都好看喔！
哈哈。
在我人生最憔悴虛弱之時，還有醫生如此溫暖安慰的話語，不僅照顧病人身體，還懂得安慰病人心情。

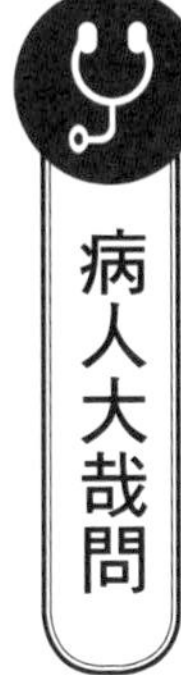

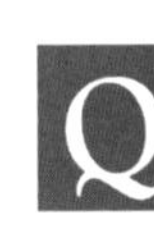

作者起床後突然無預警昏倒多次，這是腦瘤常見的症狀嗎？該如何及早察覺防範？

A

腦瘤產生的症狀相當多變化，與腫瘤壓迫的部位及大小有關，常見的有：一、腫瘤體積壓迫造成的腦壓高、頭痛、噁心、嘔吐、畏光、昏迷等。二、與視力相關的視力模糊、複視、視野缺損等。三、與認知功能相關的，如記憶力變差、言語困難、對事情執行力變差、人格改變等。四、與肢體活動有關，包括特定肢體無力、感覺異常（麻木遲鈍或過度敏感）、步態不穩或平衡異常等。五、癲癇也可能是症狀之一，包括顏面或部分肢體不自主抽搐、抖動或短時間失神記憶力喪失等小發作症狀，全身性僵硬或昏迷等大發作症狀。

腦瘤產生的症狀經常是漸進性，持續數週、數個月或更久，且該症狀容易反覆出現。琬婷的症狀除了文中提及的昏倒外，還包括頻繁的頭痛、記憶力減退、執行力變差及癲癇等。

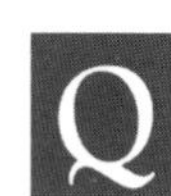

Q 目前腦瘤主要的治療方式為何，手術風險性多高？

A 腦瘤的治療仍以手術切除為主要方式，好處是可以立即縮小腫瘤體積及確定腫瘤病理特性以利後續治療。但針對復發性腫瘤、手術無法全切除以致殘存性腫瘤、腦部深層部位腫瘤、病患身體狀況無法接受手術等原因，則立體定位放射線治療，如電腦刀、迦瑪刀等是替代方案，以達到控制腫瘤的目的。以電腦刀為例，它是利用六百萬伏特的直線加速器產生高能量放射線，以機器人手臂操控，將能量集中火力在腫瘤上，因為這種治療不是真正開刀，但具有手術刀般敏銳精準的特性，故以「刀」稱之。

婉婷是以手術切除部分腫瘤後，因腫瘤特性無法完全切除，因此輔以電腦刀治療控制剩餘的腫瘤，達到治療成效。

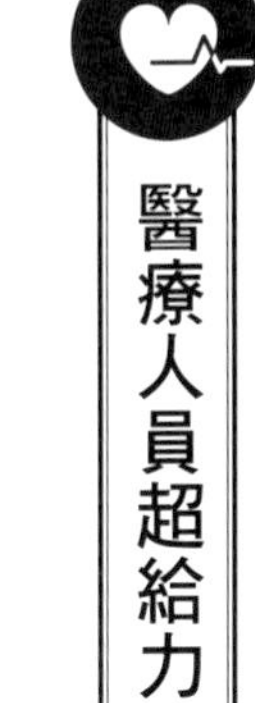

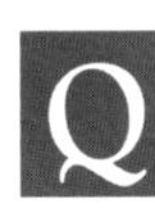
請問廖醫師，您每日面對因病痛不免愁容滿面意志消沈的病患，如何能在龐大的工作壓力下，仍能面帶微笑鼓舞病人，運用什麼樣的溝通技巧？

A
廖國興醫師：琬婷是我照顧過的病人中，最樂觀且隨時充滿正向能量的女孩，不管是在住院中頭上包滿紗布及管路，身體最疼痛時，或是因腫瘤容易大出血無法靠手術全切除而需要電腦刀後續治療，內心最脆弱的時候，她的臉上永遠笑臉迎人，嘴中始終掛著感謝及感恩的話語。是這樣充滿愛及感恩的心，堅定信仰所產生的正能量，引領她走過荊棘幽谷。

醫病溝通和醫療專業領域一樣，是一門醫者需要一輩子學習，不斷反省檢討的功課。「一樣米養百樣人」，每個人有不同習性與看法，對A病人使用的方式，並不一定適用B病人，在在考驗醫者的智慧與經驗，而「傾聽」與「同理心」是我認為最容易被忽略與忽視的。

當身體遭受病痛，且對未來治療結果不確定，相信多數人的內心都會彷徨不安極度敏感，病人會試著將所有情況提供給醫師，希望能得到最好的照護。因此，醫者先練習「傾聽」，放下自己先入為主的觀點，接收病人所要傳達的真正訊息，讓對方的情緒與不安能得到紓解，感到被接納與尊重，「同理」對方的感受與不安。

醫師說的內容很重要，但如何說更是重要，這是身為「人」的醫師，不能被機器Siri所取代的部分。

醫務人員的好朋友

陳曉韻

雖然繁忙的工作讓我無法繼續探問下去，但那幾分鐘的鼓勵卻使我一掃連日陰霾……。說穿了，醫務人員也是普通人，這些來自病友的信任、鼓勵和真心，總溫暖著我們，就像黑夜裡點點星光，終能匯集成閃耀的銀河。

病友是心靈補給站

現代人聞癌色變，當知道我在放射腫瘤科工作，大部份人總是問我：「每天都是看癌症，心情應該很不好吧？」殊不知，很多時候是病友們鼓勵著我，讓我在醫療這條路走得更穩健。

來到放腫科治療的病友，幾乎一兩個月裡天天要來報到，每天碰面的我們，對話或許比久未見面的家人還要多。曾經有一位年長的伯伯，看見因工作勞累而愁眉苦臉的我，試圖想讓我振作，他用老派又帥氣的台語說：「年輕就應該意氣風發地去探險，別讓人生一直待在這個黯淡地下室。」。聽他回憶瀟灑又瘋狂的年少時光，現下已沒有什麼遺憾，所以不願意見到少年人終日為五斗米眉頭深鎖。被安慰的我感到心頭一陣暖意，跟他開起玩笑：「我如果去探險，就沒辦法見到你了耶！」。他聳肩笑著：「若是看到妳在太陽下與妳的『牽手』散步微笑，那才真是好咧！」語畢，我倆站在治療室外大聲笑起來。到底伯伯年輕時候的探險去了什麼地方，瀟灑瘋狂又是怎麼一回事，雖然繁忙的工作讓我無法繼續探問下去，但那幾分鐘的鼓勵卻使我一掃連日陰霾。

畫畫小天使的微笑

又有一段時間，連續治療幾個小朋友，孩子們難免鬧情緒甚至無法配合療程，負責的醫務人員特別容易因他們的不合作感到洩氣。但那次，有位國小低年級年紀的小弟弟，癌細胞在他全身轉移，多處骨頭呈現侵蝕，讓他非常疼痛。出乎我們意料，這位小病友只是閉著雙眼任憑淚水直流，咬緊牙關忍耐醫療行為造成的不舒適。即便不忍心，我們也只能默默盡責地做好工作。

幾次治療後疼痛減輕，小弟弟帶著紙筆在病床上畫畫，他畫了一輛灰色車子上頭有著黃色閃燈，前面還有一輛比較小的黑色車子，畫完後他還煞有其事的頒獎給我。我問他畫的是什麼，他告訴我，以後想當警察，可以開警車抓壞人，「警察好帥喔！」他邊講邊傻笑，又提到，他覺得我們也很像警察，開機器抓身體裡的壞東西，所以這張畫要送給我。

幾週後，療程還沒完全結束，小弟弟轉送加護病房後就再也沒回到科裡，他在世上的痛苦結束了。我看著那張畫上的黃色閃燈，腦海難以忘記他說警察好帥時閃閃發亮的眼睛和天真的笑容，還有我反問他，如果我們也像警察，是不是代表我們也很帥，那當下，他突然低頭的害羞神情。

真誠溫暖的擁抱

除了長者與小孩，我也曾治療過三十幾歲、人生正邁入巔峰的年輕病友，她是一位清秀削瘦女性，眼神透露著不安，同樣身為女性，看見她的緊張與低落。

我利用治療空檔坐下來和她展開幾次對話，笨拙的試著鼓勵她。療程結束那天，她給了我一個大擁抱和微笑，告訴我她會堅強，要我也得繼續加油。當時我巧妙地用口罩遮掩了快掉下的眼淚，喉嚨哽咽說不出話來，因為這樣真誠的擁抱，正是支持著我繼續加油最好的強心劑。

說穿了，醫務人員也是普通人，我們有自己的困難與情緒、也有工作帶來的疲憊和焦慮。縱使醫療環境並不盡如人意，醫病關係的緊張感只有升高沒有減緩，醫療糾紛更是層出不窮，但這些來自病友的信任、鼓勵和真心總溫暖著我們，就像黑夜裡點點星光終能匯集成閃耀的銀河，讓我們捨不得移開目光。

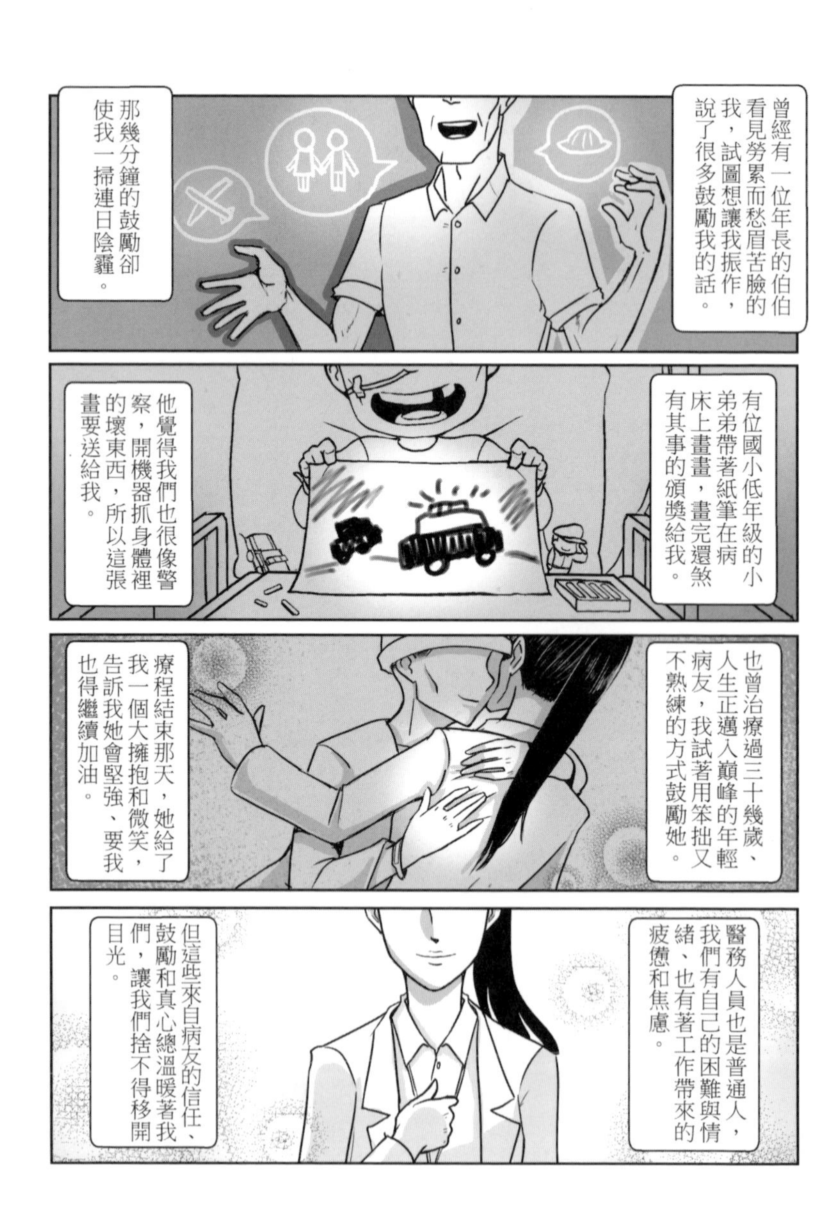
曾經有一位年長的伯伯看見勞累而愁眉苦臉的我，試圖想讓我振作，說了很多鼓勵我的話。
那幾分鐘的鼓勵卻使我一掃連日陰霾。
有位國小低年級的小弟弟帶著紙筆在病床上畫畫，畫完還煞有其事的頒獎給我。
他覺得我們也很像警察，開機器抓身體裡的壞東西，所以這張畫要送給我。
也曾治療過三十幾歲、人生正邁入巔峰的年輕病友，我試著用笨拙又不熟練的方式鼓勵她。
療程結束那天，她給了我一個大擁抱和微笑，告訴我她會堅強、要我也得繼續加油。
醫務人員也是普通人，我們有自己的困難與情緒、也有著工作帶來的疲憊和焦慮。
但這些來自病友的信任、鼓勵和真心總溫暖著我們，讓我們捨不得移開目光。

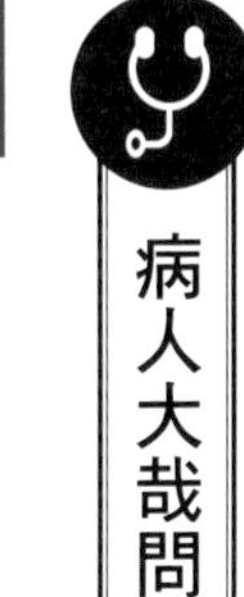

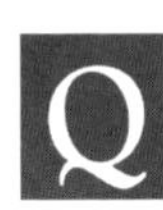

醫院內的放射線相關科別有哪些？在做檢查時，要注意那些安全措施？

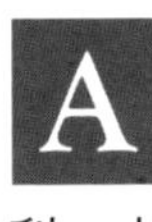

放射線相關科別包含放射診斷科、放射腫瘤科及核子醫學科。檢查類的是放射科和核醫科；治療類的，是放射科和放腫科。大家最熟悉的應是放射診斷科，包含所有運用Ｘ光檢查和非輻射線檢查。

Ｘ光機或是放射治療機種就像我們開燈一樣，打開時有輻射線，關起來時就沒有，所以接受Ｘ光相關檢查或放射治療後，病患身體並不會承受或是發出輻射劑量，附近的親友或是醫療人員也不會受到輻射劑量。

核子醫學檢查就不同，將會釋放出放射性物質的示蹤劑注入體內，然後檢查機器從身體外擷取身體內發射出來的輻射線，所以檢查結束後，病人體內還會持續釋放出輻射線，排泄物也可能有輻射劑量，會影響身邊家人和醫療人員，因此務必要聽從醫療人員指示，和家人保持一定的距離，適當的處理排泄物。

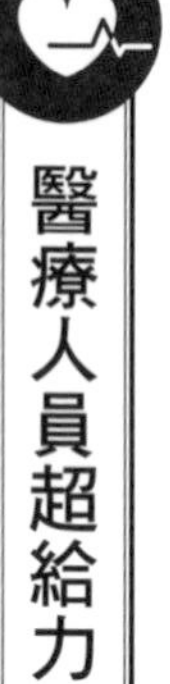

醫療人員超給力

Q 常常聽聞放射線會帶來人體傷害，長期在醫院放射科工作的相關人員，是否會對健康造成影響，醫院有提供相關防護與補救措施嗎？

A 放射線相關醫療人員需要每年定期接受輻射防護教育訓練，瞭解身邊的輻射源和輻射儀器的操作風險與最新防護知識。

在執行診療時，會穿戴適當的防護鉛衣、鉛裙、鉛眼鏡等等，如果仔細留意，相關的醫療人員胸口都會配帶膠片佩章，可以紀錄這段期間內接觸到多少輻射線。醫院會將佩章送到政府指定第三公證檢驗單位檢測，並將結果報給原委會。如果超過規範劑量，需要整個部門檢討重建，工作人員如果暴露劑量較大，可能短時間暫停輻射工作，甚至要求全身健檢以及調換職務。

事實上，由於放射相關工作人員都知道危險在哪裡，政府的規定又非常明確嚴謹，建立他們對於自身健康安全很好的保障，醫院放腫科常是員工健檢品項最多最密集的科，可以早期發現與治療。

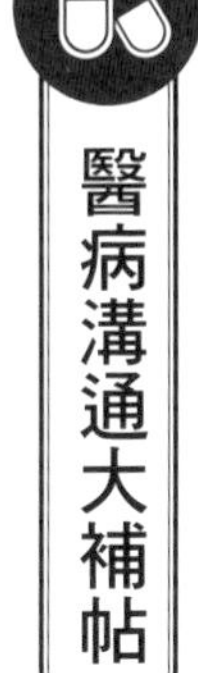

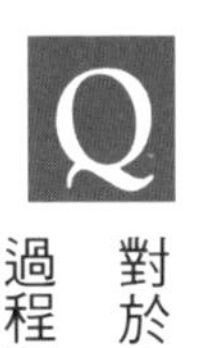

對於生理與心理較為脆弱的兒童病患，醫護人員需具備什麼樣的溝通技巧，才能讓治療過程順利進行？

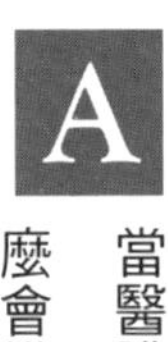

當醫護人員在診間鼓勵家長與小小孩溝通時，最常面臨的直覺反應就是：小孩那麼小怎麼會懂這些？其實，母親懷孕時就一直強調胎教，就表示孩子在媽媽肚子裡就開始以他的方式，去理解和表達他所收到的訊息。

同樣的，遇到重病許久或是面對生死關頭的孩子，他所理解的生死可能和我們的解讀不同。但，試想，若是住院的癌症病童，半夜聽到醫護叔叔阿姨在隔壁床跑步進出，隔天起床後看到空床，好朋友不見了，大人們跟他說那位朋友去當小天使的時候，孩子絕非不懂得，因此，如何用他們的語言瞭解他們的需求就很重要。

如同我們要針對孩子們準備時下流行的貼紙做功課一樣，努力為孩子們奉獻的醫護人員，不妨用孩子的語言去思考，打開他們的心，讓他們能接受我們為他們所安排的治療。

陪您一圓走路的夢

許舒雯

何伯母握著我的手說：「謝謝善良的舒雯，因為妳的耐心及鼓勵，讓我有信心及勇氣，踏出這我原本不願意踏出的一步⋯⋯。」經由這件事，讓自己了解助人的重要涵義與真諦，也對護理職業具有更深刻體認。

酸甜交織的護理路

從小，人生志向就以守護老弱病殘的白衣天使為天職，這一路上雖然曾經跌跌撞撞，遭遇不少困境，但始終秉持著熱愛護理的心與「視病猶親」的理念，終於讓自己排除萬難，朝著理想前進。

猶記兩年前懵懂的我，剛踏入護理職場的第一份臨床工作是心臟血管外科，這是最初點亦是難忘的第一站，每天忙碌工作宛如馬不停蹄般緊繃地快速打仗，讓自己繼續奮鬥堅持下去與勇往直前的動力，是靠著身穿專業的白色護理師制服，代表對病人生命負責與尊重的使命感。每天和病人、家屬治療時的互動，給予口頭加油鼓勵支持，讓我體驗生命的悸動，他們的回饋更常帶給我滿滿小確幸般的幸福。

舉步維艱的何伯母

回想起一年前緊湊的白班工作，照護一位五十五歲中年何伯母，她因冠狀動脈阻塞，一週前接受右腳靜脈取代冠狀動脈繞道手術，但術後因血腫疼痛難耐以致行走困難，下床活動時全依賴兒子推輪椅幫忙。某日主治醫師查房獲知病人腳痛拒絕走路後，一時心急斥責，何伯母潸然淚下，兒子握著母親的手默默在旁陪伴。主治醫師解釋若再不下床活動，血腫情形會更加惡化，原來取自靜脈的血管亦無法正常循環，會再次阻塞。她說：「走路很痛很痛，真的很難走下去！」主治醫師反問：「是妳獨自一人撫養孩子含辛茹苦，還是術後走路辛苦？」醫師說完離開後，留下的是低頭、淚流不止的病人以及不知所措的家屬。

因為白班的繁忙無法停下來與病人深談，趁下班後我換上便服踏入病室，何伯母剛開始還無法認出我，直到打招呼後，我們開始先閒話家常，慢慢的聊到今天發生的事。何伯母娓娓道來，她年輕時十八歲就結婚，十年後因婆媳不和以離婚收場，之後獨自一人艱辛撫養拉拔三個孩子長大，現在都已成家立業。這次住院本以為開刀後就能好轉順利返家，殊不知血腫導致行走困難……。

伯母表示：「我不是不想走路，真的非常痛，走路都一跛一跛，我好怕跌倒，所以乾脆不走了。」了解狀況後，我與主治醫師討論應該如何幫助病人，經由跨團隊，結合復健師、醫護團隊與病人共同擬定復建計畫，每天利用下班後的一至二小時陪伴她在病室間行走。一開始因為疼痛，何伯母走路姿勢怪異難看，三、四天後復健師也介入協助，卻遲遲無法改善，伯母灰心地表示想放棄，我不禁一陣心酸，覺得身為護理人員卻無法幫上忙，任憑病人消極地與疾病妥協。

陪伴拉筋，踏出第一步

但是，我告訴自己絕對不能輕易放棄，突然靈機一動想起之前的學舞經驗或可一試，每天下班後就開始與伯母一起在病室做拉筋動作，秉持著走路不求快，只求姿勢標準正確的原則，同時用手機錄下她的走路姿勢隨時修正，經由一點一滴努力，終於獲得成果，一個禮拜後，伯母走路不再跛行且疼痛逐漸緩和，主治醫師表示伯母已能順利出院返家！

出院當天，何伯母握著我的手說：「謝謝善良的舒雯，因為妳的耐心及鼓勵，讓我有信心及勇氣踏出這我原本不願意踏出的一步，謝謝小天使，我一輩子也不會忘記妳的！」聽完我們相互擁抱，並祝福伯母往後的人生能苦盡甘來，事事順心。

經由這件事，讓自己了解助人的重要涵義與真諦，也對護理職業具有更深刻體認：我們應該陪伴許多有需求的病人度過病中最難熬的階段與過程。以這位病人為例，雖然手術保全了生命，但術後無法正常行走，如同剝奪她享有生活品質的權利。

這份工作促使我成熟成長，一如初衷般堅守護理崗位，熱愛護理、充滿熱忱，期盼本著這誠摯的心，繼續從事護理工作，讓它不僅是我的職業，更是我的人生志業。

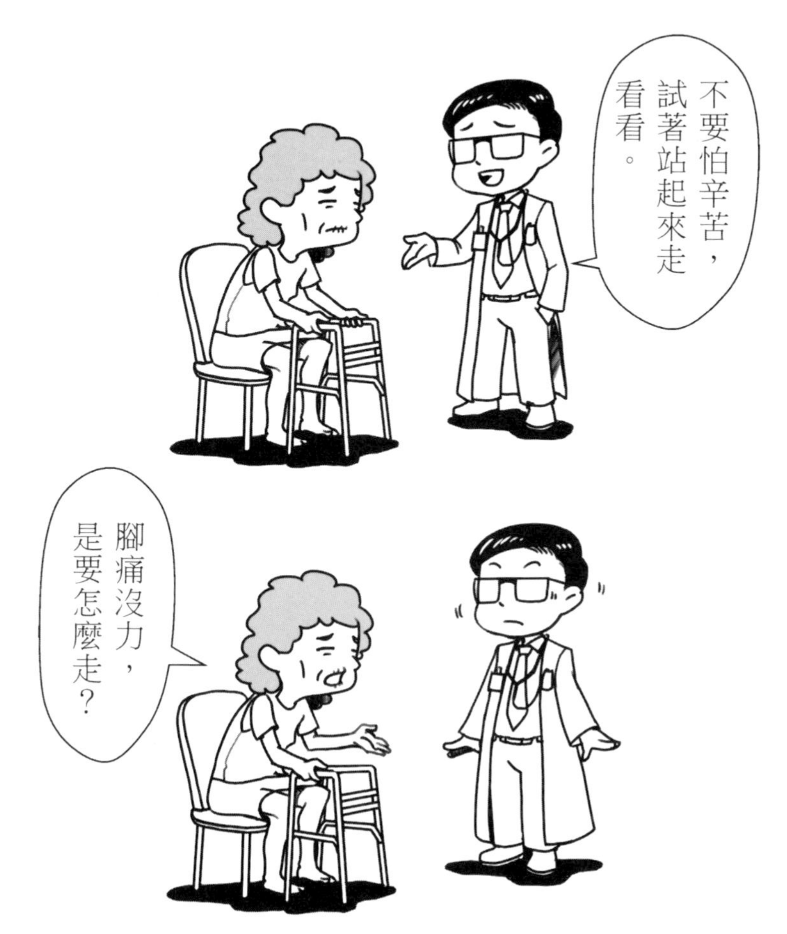

我們應該陪伴許多有需求的病人，度過病中最難熬的階段與過程。

微光・閃耀

張文榮

對於這樣把自己完全交給我們的病人，我們所能做出的回報，也只能是全心全意照顧；有時候，我甚至覺得我們能做的，不足以回應她交託的信任。

晨會上出現了一個曾經熟悉，現在卻有些陌生的名字，這是一場死亡病例討論會，聽著學長行禮如儀地報告幾個月前病人在醫院走過的旅程。最終，在場的醫師們都同意以現在的醫療水準，不管我們再做什麼努力都沒有辦法扭轉病人的命運，死亡是必然的結果。

我的耳朵和心放空了幾分鐘，回到那個讓我記憶深刻的早晨……。

全心全意交託的病人

許阿姨是乙狀結腸癌患者，初診時已有多處肝轉移且造成阻塞，可能是生活壓力讓她忘記注意早已發出警訊的症狀，「為什麼是我？為什麼偏偏是癌症？」，她心中想必也曾經有過這樣無聲的吶喊，但她強壓著心裡的震驚，溫順地接受了這個事實，如同她從小被教育的那樣，「查某囡仔，油菜籽命」。

「乙狀結腸癌第四期」、「腸造口」、「化學治療」這些名詞對阿姨來說，聽了好幾個月應該還是很陌生，但她全心全意地配合主治醫師為她安排的療程。對於這樣把自己完全交給我們的病人，我們所能做出的回報也只能是全心全意照顧，有時候，我甚至覺得我們能做的不足以回應她交託的信任。

外科住院醫師每天的工作內容繁雜瑣碎，常常進手術室就是一整天的時間。我習慣一大早幫病人換藥，阿姨手術之後我每天清晨敲敲她的房門，輕輕地把她搖醒，「阿姨，我來幫你換藥囉。」我試圖用平順而堅定的語氣說著，有時病人會因為不舒適及睡意，微慍甚至板著一張臉，但許阿姨總是以開朗的笑臉迎接我的打擾，「張醫師早安，辛苦囉。」我想，這些清晨時光，也許不是我在治療病人，而是病人療癒著我那疲憊而敏感的心吧！

相伴孤獨的治療旅程

化療過程中，阿姨曾經和癌細胞和平相處了大約一年半的時間，她忍受著掉髮及噁心嘔吐的副作用，依然勇敢地面對病痛挑戰。在住院醫師前期我很少看到她的家人陪伴，大部份時間都是一個人默默承受，我懷疑這麼良善的人怎麼會沒有愛她的家人呢？原來阿姨的家境並不優渥，先生是位認份辛勤工作的藍領階級，孩子也在外地就學，「我不想成為家人的負擔，也不想變成他們的困擾。」雖然臉上掛著一抹微笑，卻有著無奈的酸楚。

最後一次住院，阿姨因為腹腔內轉移造成嚴重的腸阻塞，接受了腸沾黏分離手術後轉至加護病房，雖然順利拔管，但精神與體力大不如前，營養也無法有效補給，對於病情走向醫療團隊大致心裡有底，但我們還是希望可以再努力看看。

微光中的閃閃對話

有個天很明亮的早上，我試著鼓勵她。

「阿姨，你上次說兒子在花蓮念大學喔？那你有去過花蓮嗎？」

「沒有耶，我也很想去他的學校看一看。」她虛弱地開口。

「東華大學很漂亮喔，學校有山有湖、看著心中就開闊了起來，還可以騎單車遊覽校園，你要加油，趕快好起來自己去看一看好不好？」

「好啊，到時再跟你分享喔。」還是那抹溫暖的微笑，但阿姨已經沒有力氣睜開眼睛。

被病痛攫住身體的病人，被生活困住心靈的醫生，在不到五坪、陽光燦爛的病室，我們隨著想像力的微光神遊，但，這是我們最後一次對話，再沒多久，阿姨因多重器官衰竭離去。

「當生命走到盡頭，我可以留下些什麼讓人惦記著呢？」這個問題藏在心中好多年了，但我一直找不到可以說服自己的答案，直到我遇見了阿姨。雖然她已經離開我們，但真摯動人的笑容卻真真切切地在我心中留下一盞閃耀的微光，陪著我繼續前進……。

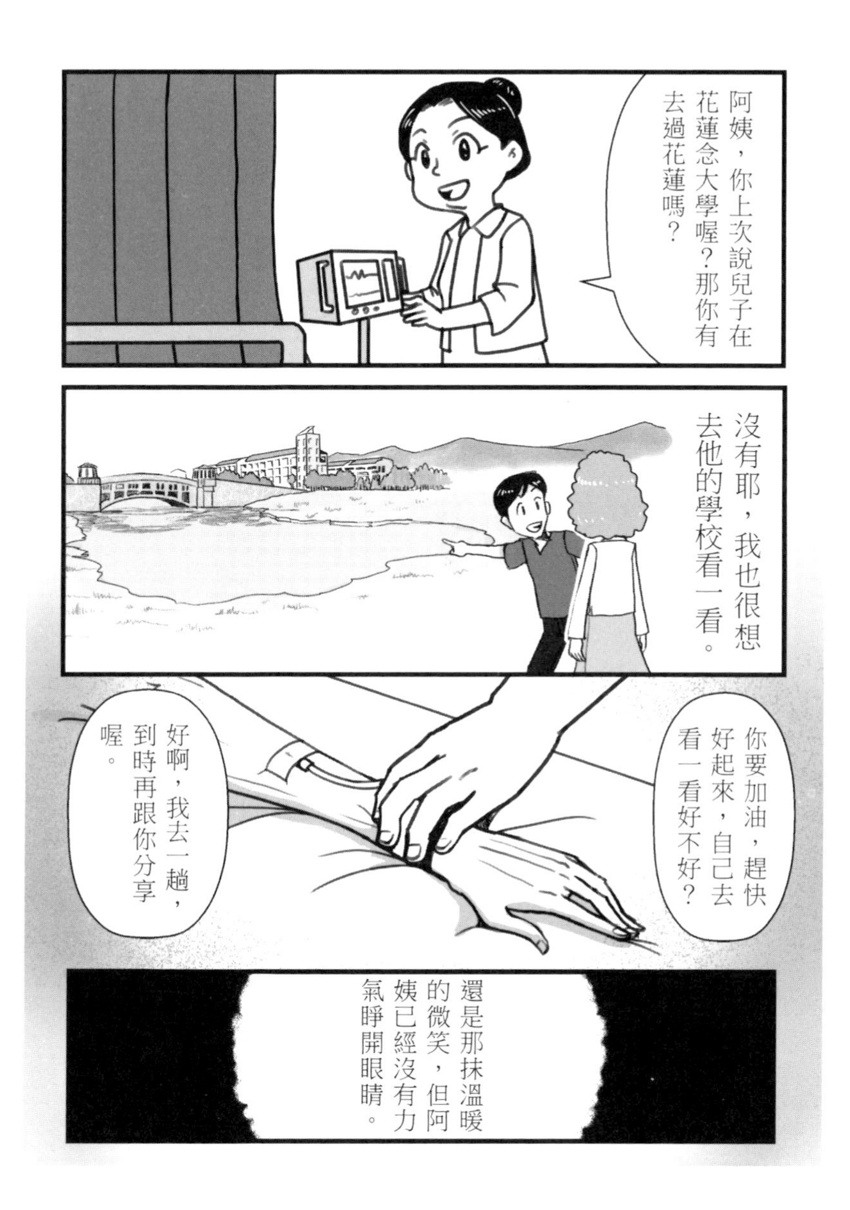
阿姨，你上次說兒子在花蓮念大學喔？那你有去過花蓮嗎？
沒有耶，我也很想去他的學校看一看。
你要加油，趕快好起來，自己去看一看好不好？
好啊，我去一趟，到時再跟你分享喔。
還是那抹溫暖的微笑，但阿姨已經沒有力氣睜開眼睛。

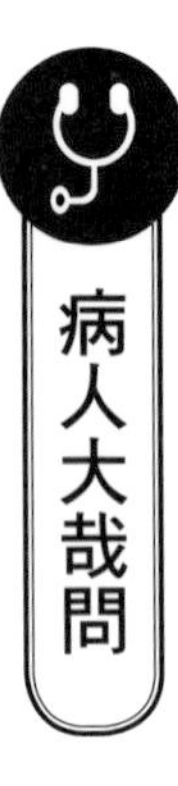

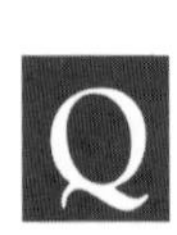

腸造口，也就是俗稱的人工肛門，適用於什麼樣的患者？聽說造口手術將對身體外觀造成很大影響，又很難照顧，排泄物也會又髒又臭，是真的嗎？

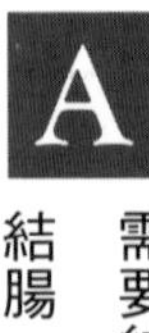

需要結腸造口的常見原因，多是直腸或肛門有腫瘤、腸部受傷或壞死以及大便失禁。若結腸（大腸）癌未合併阻塞，適合術前清腸，可直接切除縫合，不必做人工肛門，若合併阻塞，尤其是腫瘤位於左側、乙狀結腸或直腸部位，因清腸不易且避免吻合不良造成手術失敗，通常會做人工肛門。

大部份情況下，結腸造口位於左側腹部，略低於肚臍，但有時因腸部病變的不同及醫師判斷，造口也可能在腹壁其他位置。患者需要理解，當你擁有人工造口，並不代表髒、臭會緊跟著你。若人工肛門袋固定牢靠並不會有明顯異味產生，照護也是可以自我訓練的，有些人在訓練幾個月後，甚至可以控制大便排出，而不再需要肛門袋，一樣可以擁有良好生活品質。

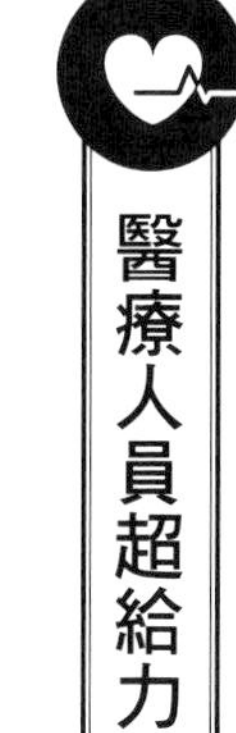

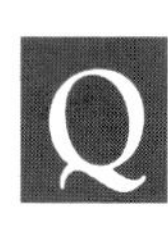

「死亡病例討論會」是醫院內有病患過世後召開的會議嗎？這個會議的由來、程序、目的和學習重點為何？

A

會議全名是「死亡與併發症病例討論會」，是外科為了增進臨床經驗、醫療品質與病人安全而召開的會議，通常每個月定期開一次，挑選重要且具特殊臨床意義的病例討論，尤其是術後三十天內死亡的病人。

會議一開始，由該病例的主治或住院醫師報告該病人的臨床治療經過、相關病史、產生併發症或導致死亡的可能原因，並利用醫療文獻回顧提出檢討和改進，最後由其他醫療人員提問及評論。召開討論會的目的並非為了究責，而是除錯，藉由討論學習，促成醫療人員的進步成長和增進病人的安全。

如果有天堂，那會是什麼模樣？

周佩君

如果有天堂的話，希望那邊也能像醫院一樣，有這麼多人關心照顧著他。在場的人聽了都紅了眼眶，原來對翔翔來說，到醫院，就像來到天堂一樣。

二十歲的翔翔，是一個有智能障礙的睪丸癌患者，外型高大、貌似成人的他，智力卻只有小學一年級的程度。翔翔與爸爸二人相依為命，爸爸在醫院的市場幫忙打雜，由於家境貧寒，一直拖到腫瘤像籃球一般大到無法行走了，爸爸才勉為其難的將他送醫。

經過手術後，翔翔終於可以下床行走，那天，他開心的在病房內又叫又跳，還興奮的差點摔了一跤，嚇壞了在旁眾人，卻惹得他哈哈大笑說：「太好了，我真高興我又可以走路了！」

住院方得享溫飽

化學治療的過程與副作用，對意志堅強的大人來說，都已是無比的身心煎熬，常常有病人忍不住痛苦而放棄，或是對醫護人員惡言相向。奇怪的是，翔翔每次住院治療卻總是笑容滿面，護理師、醫師們每天問他會不會痛，會不會不舒服？他都說，不會。原來，之前他和爸爸常常有一餐沒一餐的過日子，只有在住院期間，經由社工師的幫忙，提供院內餐點、醫療費用補助，才能夠讓他餐餐溫飽，每天還能夠分一半的飯菜給爸爸。他說：「只有在醫院裡，才不需要擔心下一餐，何時才吃得到。」吃飯對他來說，是無比幸福的事情。

知道了他的故事，心疼翔翔的護理師們除了常與這對父子分享好吃的零食、點心或三餐外，也常常在訂飲料的時候，不忘多點一杯翔翔最愛的珍珠奶茶。連外表嚴肅的主治醫師雖然嘴巴上說：「不要把我的病人養胖了，化療劑量可是要重新計算過的！」，卻也常暗地裡偷偷補助我們給翔翔用的公共基金，或是買東西送給翔翔。沒有子嗣的他，好似把翔翔當成自己的孩子般疼愛，常被大家笑說是翔翔的乾爹。

人生第一次熱水澡

翔翔很快順利完成治療，轉為門診追蹤，沒想到病情惡化得很快。就在大家想念起這個可愛的大孩子，正討論著最近都沒在市場見到他，不知道近況如何的時候，翔翔就突然由急診轉入病房，而且經過多項精密檢查後發現，癌細胞已在體內多處轉移，且病情每下愈況，無法再積極治療，只能進行安寧緩和療護加以控制。

當翔翔要離開的那天早上，我們大家一起把他移到安寧病房浴缸，幫他泡了個香噴噴的泡泡浴。翔翔微笑著謝謝大家，他說他家沒有熱水，從小到大只有在醫院才第一次洗到熱水澡，沒有想到泡澡這麼舒服，這麼好玩！如果有天堂的話，希望那邊也能像醫院一樣，有這麼多人關心照顧著他。在場的人聽了都紅了眼眶，原來對翔翔來說，到醫院，就像來到天堂一樣。

親愛的翔翔，希望你到天堂成為小天使，能夠繼續在天空飛翔！

如果有天堂，我想我知道，那是什麼模樣。

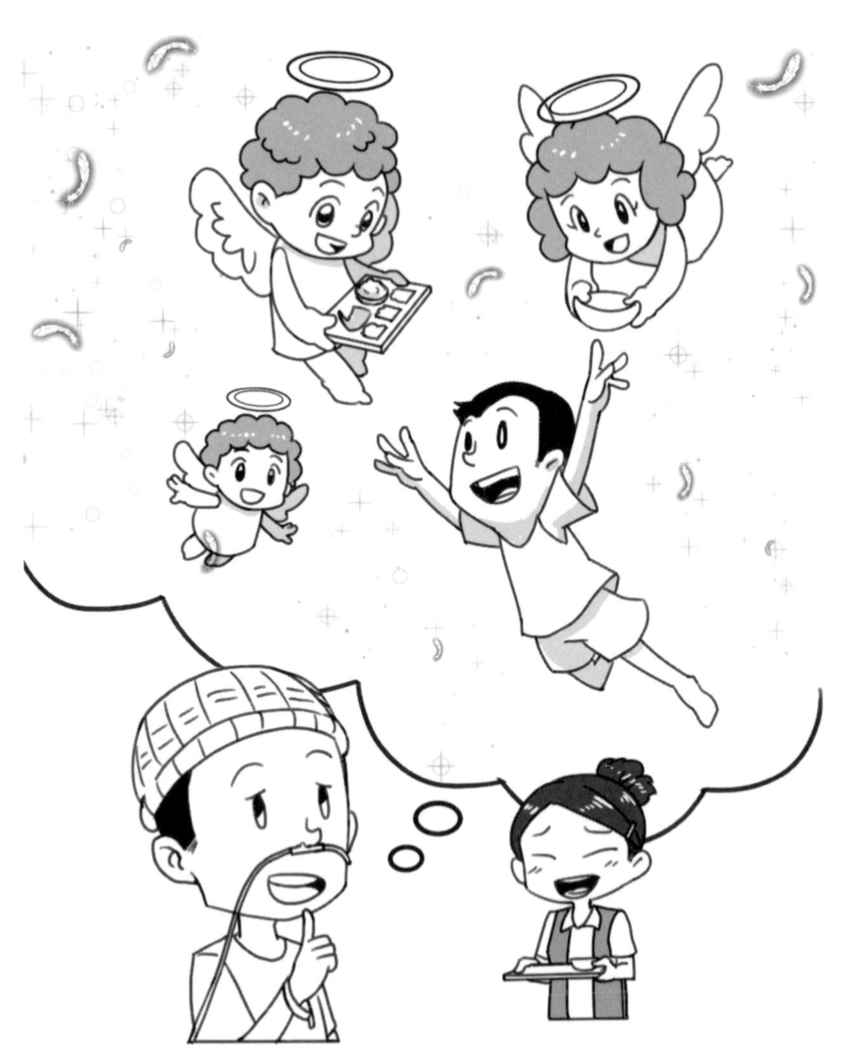

如果有天堂的話，希望那邊也能像醫院一樣，
有這麼多人關心照顧著他。

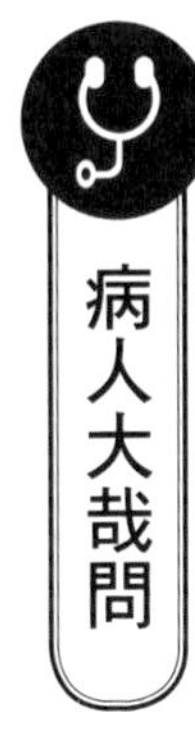

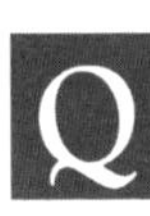

醫院內的社工師扮演什麼角色？如文中所提及，如何請社工師協助申請醫療及生活費用補助？

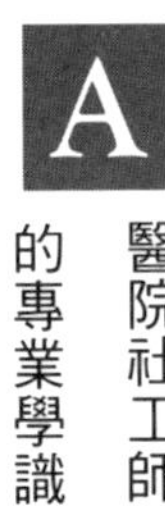

醫院社工師是一群穿著白袍，藏身於醫院各角落的專業人員，具有社會工作與醫療相關的專業學識，提供弱勢經濟協助、福利諮詢、急難救助、自殺與其他家庭暴力、性侵害危機處理等專業協助。

在醫院裡常用的社會或健保福利資源，包括：一、重大傷病卡。二、身心障礙手冊。三、中低收入戶，前者由健保局主導，後兩項為社會局或鄉鎮公所社政單位承辦。

在醫院福利諮詢過程，常見問題有：一、資格符合程度。二、如何索取相關表格。三、取得相關診斷證明的方式。四、有哪些福利可享？

目前仍存在一些迷思有待釐清。醫院社工師雖然可以提供許多福利資源的相關諮詢，以及評估個案可否申請哪些福利項目，但無法決定個案是否符合補助資格及開立診斷證明，需由相關主管單位調查審核及專業醫師協助。另外，醫院社工師為醫院聘僱人員，受聘於院方並負責醫療相關社會工作服務，並非社會局員工。

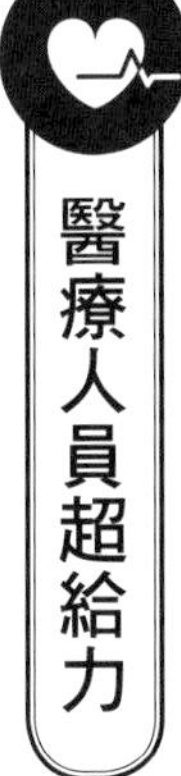

面臨照顧像翔翔這樣命運坎坷又純真可愛的病人，醫療人員內心是否充滿了衝突起伏又無奈的情緒？

A

許多長期投身醫護工作生涯的人員，雖然飽嘗酸甜苦辣滋味，和病方不時又產生爭論，但在他們的內心深處，都珍藏著照顧病人過程中最甜美的回憶。

本文作者是台大新竹分院的護理長，漫長的護理職涯，大部份是在安寧病房照顧末期病患，她的感受是：病人帶給她的安慰，往往多於她能給病人的。看到她為病情愁眉不展，病人會說：「我都已經想開了，妳這個護理長幹嘛還過不去。」經歷病人生到死的過程後，醫護人員的生命有很豐富的成長，很感念病人是他們最好的老師。儘管仍有不少護理人員因壓力選擇離去，卻也有許多如同作者，因為被病患激勵決定繼續堅持下去的典範。

當個案與醫療人員建立起信任關係，彼此的心更貼近，醫病關係就臻於和諧圓滿的境界。

護理是事業，更是我的志業

吳婷婷

深耕護理二十多年，它吸引人之處，就在每天都有許多感動的故事不斷發生，鼓舞撼動你我的心……。在我心中，醫病關係需要時間的磨合與社會無限的包容，用愛、關懷和感恩的心情，畫下那一道道生命的火花，讓人重新燃起希望之光。

那已經是半年前的事了……。當時妳剛生產，孩子雖未足月，但妳仍勇敢且不顧一切的生下他，明知道懷孕對妳是如此危險，卻為了體會當母親的喜悅，奮不顧身完成這不可能的任務。

悲辛交集的母愛

她是位卵巢癌的年輕女性，一直希望擁有自己的孩子，雖經醫師解說不適合懷孕，需要進行化學治療才能控制疾病，但她選擇做自己的主人。就在懷孕三十三週時，因腹部疼痛讓寶貝早產，然而生產對她的腫瘤是多大的負擔，產後她體溫不穩，疾病進展快速，無法立即安排化學治療，就在病床上接受抗生素治療。

這一住兩個月過去了，她的身體越來越虛弱，理學檢查顯示癌細胞有多處轉移趨勢。主治醫師每次查房，她虛弱無助的眼神讓我很難受。某天，我正從辦公室準備下班時，聽到敲門聲，開門後是一張年輕帥氣卻歷經滄桑的臉龐，是她的先生，「阿長，我可以跟妳聊聊嗎？」。就這樣，先生邊說邊掉淚，他娓娓道來心疼妻子如此受苦，本應一家三口享受天倫之樂，此時的我一陣鼻酸好難受，雖然我受護理專業薰陶，常告訴自己凡事以正向態度面對，但這悲傷氛圍讓我當晚失眠了。

次日我到病床邊看她，她正在看兒子的視訊，說起兒子的可愛模樣，說著說著她哭了：「孩子這麼小，我不想走，我還沒能好好抱抱他，親親他。」，我牽起她的手，拍著肩，此時安靜傾聽陪伴是最好的藥。

醫療之外的禮物

住院期間醫療團隊一直為她的病情召開數次專科會議，更啟動全人會議，同時提供第二意見及醫病共享決策，為的就是讓她抗癌過程不孤獨。身為其中的一員我更體認到醫病關係互信的重要，醫療團隊透過關懷，正是讓她生命價值延續的支持力量。化學治療後，雖讓她的疼痛暫時舒緩，但副作用及癌症轉移速度是如此無情，出現了腹水，臉色黃澄澄的，軀幹越顯消瘦，說話越來越沒力氣，稍微動一下就會喘不過氣，無法下床。

她一心想著兒子，我決定為她做一件事，請家人將兒子抱來，護理師推著輪椅帶她出來。在醫師室中她看到兒子，發出氣音說：「阿長、醫師、護理師，真的謝謝你們！」

這個場景深烙腦海，讓我久久不能忘懷。

醫病同心燃希望

深耕護理二十多年，它吸引人之處，就在每天都有許多感動的故事不斷發生，每一個故事都深深鼓舞撼動你我的心。陪伴病人和家屬走過悲傷、痛苦，我們的雙手除了執行各項技術、減輕病人身體的痛苦外，也用雙手緊握、擁抱著病人，撫慰關照病人的心。

很多人都說當今醫病關係宛如吞噬一切的無邊黑夜，籠罩著醫病雙方，但在我心中，醫病關係需要時間的磨合與社會無限的包容，用愛、關懷和感恩的心情，畫下那一道道生命的火花，讓人重新燃起希望之光。

我愛這份事業，它更是我的志業。

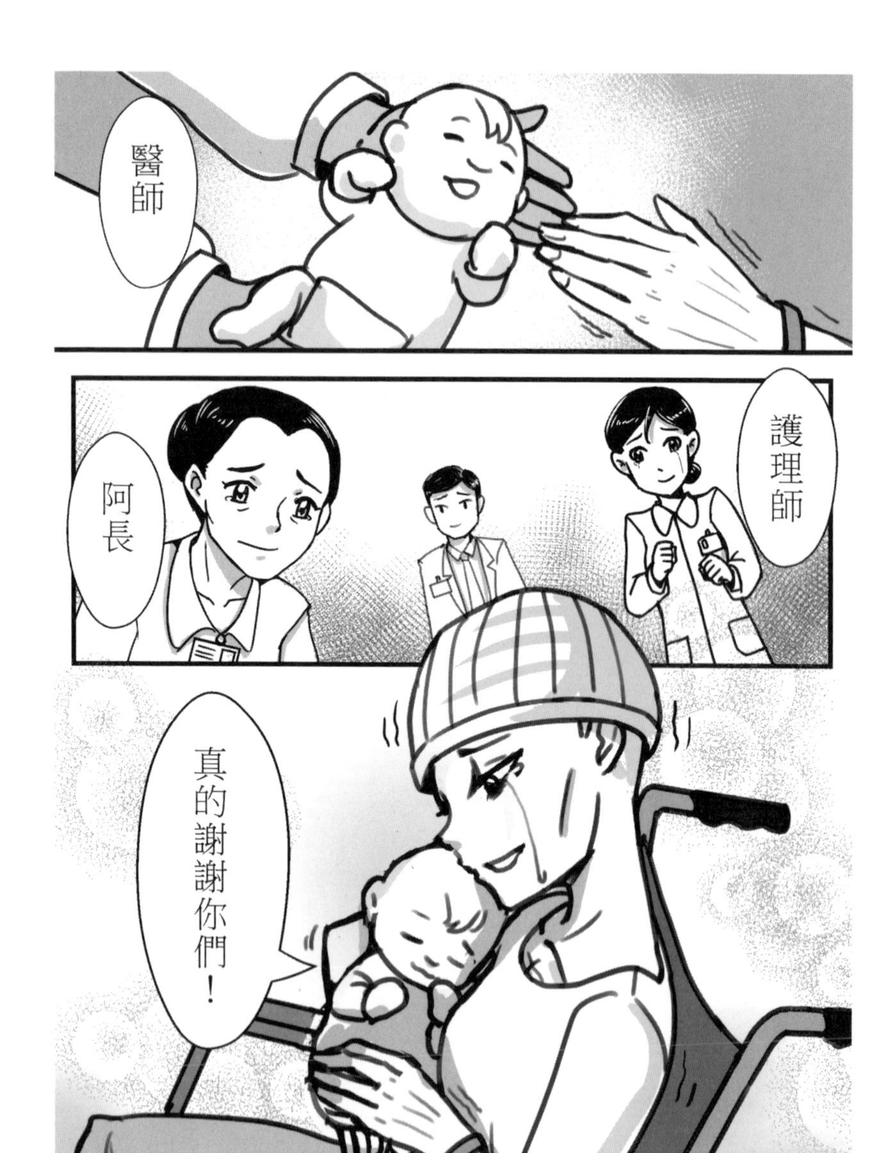
醫師
護理師
阿長
真的謝謝你們！

醫療人員超給力

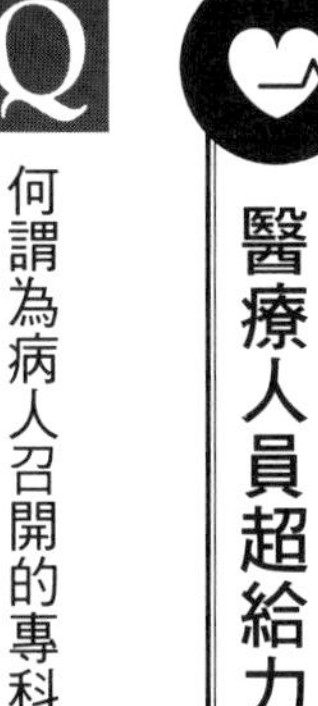

何謂為病人召開的專科與全人會議，用意與功能何在？

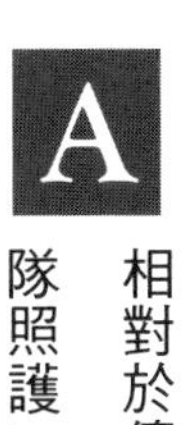

相對於傳統的單一專科會議，現在多數醫院已有提供以「病人為中心」、「跨科醫療團隊照護」的服務，針對病情複雜、多科會診啟動全人整合會議，讓病患與家屬能夠與醫師在同一平台上面對面溝通，解決資訊不對等的焦慮，及有決定的權利。

醫病溝通大補帖

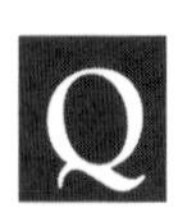

何謂提供病方「第二意見」，近年來推動的「醫病共享決策」和傳統有什麼不同？

A

歐美先進國家第二意見（Second Opinion）諮詢已經行之有年，是一種常見的醫療行為，台灣也有一些醫院與醫師漸漸導入這個觀念，主要是讓患者在對疾病診斷與治療有疑慮時，多聽取其他獨立、專業醫師意見，三思而後行。

第二意見不一定比第一意見好，但可以藉由支持第一意見或另一種觀點，讓患者與醫師能共同做更切題或深入的討論。

「醫病共享決策」（Shared Decision Making, SDM），這個名詞最早是源自一九八二年的美國，在以病人為中心照護的共同福祉計劃上，為促進醫病相互尊重與溝通而提出。一九九七年由Charles 提出定義，包括：一、至少有醫師和病人共同參與；二、醫病雙方共享訊息，醫師提出不同的處置方案，病人則提出自己的偏好；三、雙方建立治療方案共識；四、達成執行治療方案的決議，兼具知識、溝通和尊重三元素。

在台灣，SDM近年來逐漸受到重視，本文中患者雖知自己罹癌懷孕生子風險高，醫生也建議她不要生下孩子，最後仍尊重她的決定，就是醫病共享決策很好的例子。

立正．敬禮

鄭珮姍

我們就像是教練，帶領著選手朝向目標前進，教練能給的是方法，實際能獲得多少端看選手自己的努力；身體的損傷不可能完全康復，但為自己的人生所做過的拼搏與努力，會讓心裡的傷痊癒。

人生很有趣，當你正覺得處於一成不變的頻率裡時，就會突然來一點刺激、來一點挫折、來一點驚喜……，但常常因為這些小事，生命開始不一樣。

無奇不有的物治路

我的物理治療生涯就像驚喜包，不打開你永遠不會知道裡面裝了什麼，接觸到的患者形形色色、無奇不有，時常搞得人好氣又好笑。話雖如此，我仍熱愛我的工作，把每一位病人都當作自我挑戰，盡力幫助他們回復最大功能。

直到我接下來打開的這一包：脊髓損傷領域……。

對於剛投入這個領域的我，才第一週，就感到深深地憂鬱氣息。有的年紀輕輕，卻因為一場意外而傷了頸椎，導致全身癱瘓；有的開開心心出國玩，卻因滑雪跌倒，從此雙腳再無功能。更多時候，是看到長期照顧患者的家屬，無法喘息的壓力下，臉上顯露的倦容與厭惡；患者面對失能後的自卑與自我放棄；醫護人員的無所適從與無奈；身在此環境的我，好失落。

正能量鼓舞物治力

那天，一位高位頸椎完全性損傷的新病人送進來治療室，正該處於生命最燦爛階段的他，卻躺著輪椅進來。我一如往常地照著標準流程確認病人、執行理學測試、根據測試結果規劃復健療程。在聊天過程中得知，原來他是一位警察，追犯人的過程中意外踩空墜落山谷，等他醒來時才發現全身都動不了了。正想著該如何鼓勵他面對這樣的劇變時，他突然笑著說：「反正事情都發生了，而我現在有最好的醫療資源，你看，我之前訂做的這個背架和彈力襪，看起來很厲害吧！還有這個輪椅，只差不是奧林匹克選手在用的那種……。」被他的樂觀嚇到而愣住的我，也不禁跟著笑了出來。

也許是被他的正面能量鼓舞，我也開始發揮我的「物治力」，特製了一系列的治療全餐。他時常開玩笑說，與其說你是物理治療師，不如說是教練。這一席話，彷彿醍醐灌頂，是啊！我們就像是教練，帶領著選手朝向目標前進，教練能給的是方法，實際能獲得多少端看選手自己的努力，所有痛苦的堅持，都是為了那最終的甜美收穫。

得來不易的敬禮

帶著他訓練了一段時間，從站傾斜床克服姿勢性低血壓，到動作誘發站著抬手臂，隨著手臂抬高角度越來越高。某一天他太太說，老師你看，我們進步很多！只見他快速的把手抬到眉尾的位置，做出敬禮的動作。

當下，一股暖流在我的內心流竄，此刻心情無法言喻。一個對於健康人再簡單不過的動作，一個他再熟悉不過的動作，卻是他勇敢面對並堅持訓練後才能做出來的，看著他得意的笑容，一切辛苦的復健都值得了。

後來，在每一次的復健訓練課程結束後，他都會向我敬禮，而我也會立正向他回禮。

也許我們都知道，身體的損傷不可能完全康復了，但為自己的人生所做過的拼搏與努力，會讓心裡的傷痊癒。期待有一天，他真的能成為像奧林匹克選手一樣，即使面對自己身體障礙，依然能拼出屬於自己的一片天。

未來，每當響起國歌升起國旗之時，我會想起，曾經有一位警察教會我的事。

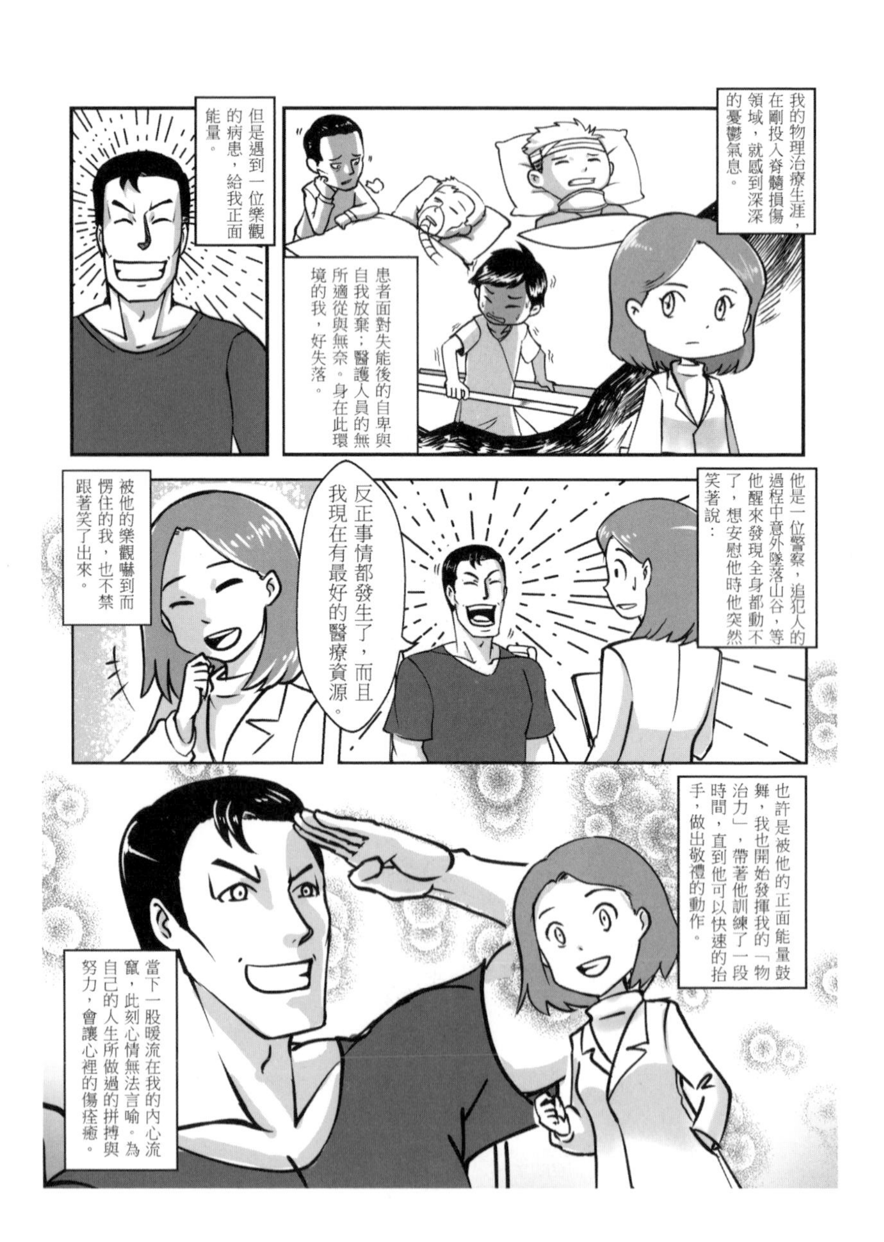
我的物理治療生涯，在剛投入脊髓損傷領域，就感到深深的憂鬱氣息。
患者面對失能後的自卑與自我放棄；醫護人員的無所適從與無奈。身在此環境的我，好失落。
但是遇到一位樂觀的病患，給我正面能量。
他是一位警察，追犯人的過程中意外墜落山谷，等他醒來發現全身都動不了，想安慰他時他突然笑著說：
反正事情都發生了，而且我現在有最好的醫療資源。
被他的樂觀嚇到而愣住的我，也不禁跟著笑了出來。
也許是被他的正面能量鼓舞，我也開始發揮我的「物治力」，帶著他訓練了一段時間，直到他可以快速的抬手，做出敬禮的動作。
當下一股暖流在我的內心流竄，此刻心情無法言喻。為自己的人生所做過的拼搏與努力，會讓心裡的傷痊癒。

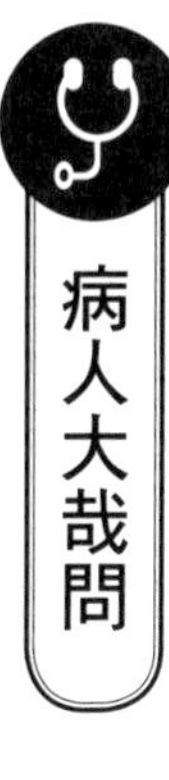

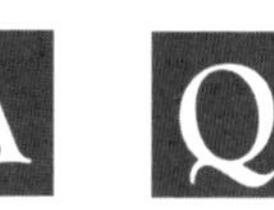
請簡述物理治療、理學測試的原理、方式與適用範圍。

A
脊髓損傷中，病人理學測試的最主要目的，是區分受傷的類型，受傷的神經功能位置，目前恢復的狀態以及可能的預後。最常做的是感覺測試、肌力測試、神經反射、大小便自主功能，以及張力的出現與否。這些測試會從頭到腳一個個關節，或是依神經節分布依序檢查，以作為醫護人員溝通及評估追蹤病人的指標。

何謂脊髓損傷？發生脊損後，有哪些醫療處置措施？

A
急性期以維持生命跡象，避免脊髓進一步傷害為主，因此固定和減輕脊髓壓力是必要的。除了以外科手術介入，常用的是靜脈注射類固醇以減少進一步腫脹發炎，以及減低腦壓的藥物。急性期過後，在等待神經功能穩定並恢復時期，主要的復建在姿勢擺位，減少皮膚損傷或組織僵硬，以及神經誘導恢復。

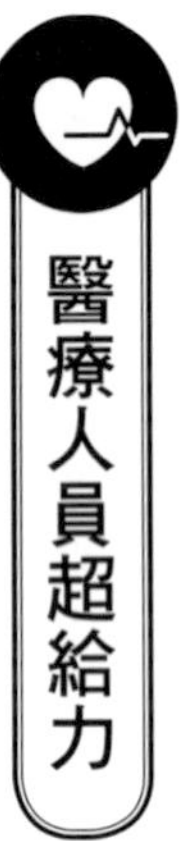

醫療人員超給力

一般脊損患者在初期治療後，必須仰賴艱辛的復建才能逐漸改善，治療師如何與病人共同合作擬定計劃，並在病患心情低落時為他加油打氣？

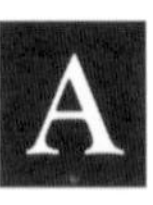

脊髓損傷大部份是意外，且病患平均年齡落在生產勞動力的青壯年，一開始的情緒低落來自於無法自理，失去隱私與尊嚴感，還有擔心未來是否能獨立生活及龐大醫療費用等問題。

臨床上會將此類病患集中在同一病房，當看到其他不同恢復階段的病友，互相經驗分享是很大鼓勵，另外也會提供各式資訊，讓病患知道儘管復建之路漫長，但有很多專業及資源的協助。復建計劃會分階段視能力而定，鼓勵病人說出他的目標和心願，讓病患明瞭現階段的最佳可行性，以醫病共享決策方式解答患者疑惑並達到共識。除此，也提供病患間互動機會，像是國際標準舞、籃球、桌球等活動，讓病友相互激勵達到正面鼓勵。

我們在乎您!

孫美華

在醫療照護的崗位上，好幾次我們在火爆的現場縮小自己，看見病人和家屬的需要。病人永遠不會在乎我們說了多少、做了多少，直到他們感受到我們在乎多少、關心多少，「心」聲就不同了。

某個週六早上，我和護理長一起去病房探望一位三十九歲脊椎損傷的男性病患，護理長不只一次和我提起這位令她緊張的病人。他是病房常客，半年前第一次住院就投訴了很多人，照顧服務員換了好幾位，也和醫師吵架，他提告前一間醫院有醫療疏失，態度很不友善，是個讓人頭痛的病人。這次入院前在門診，病人要求醫師以急性後期照護為由讓他住院做復健，醫師和他說明不符合條件也不需要住院，並建議他回診繼續做復健就好，但他暴怒和醫師大吵大鬧，最後只有讓他入院觀察並安排復健。

聆聽回應，打開心門

我們到床邊時病人正躺著看手機影集，我問他床邊的兩台輪椅是否需要協助歸還，避免他下床走動不方便可能會跌倒，他主動坐起開始了我們的互動。他談到過去曾是外商公司業務員，能力和外型都很出色，社交活躍，因騎機車自摔意外後一切變了調，沒有理賠又失去工作，單身自理一切日常生活，下肢無力需要助行器輔助步行，因為不便外出所以和親友少有往來。病人主訴：「家人在我生病後挪用我的財產，讓我連住的地方都沒有，我和家人的關係疏離甚至鬧上法院，現在租屋的房東看我不方便也不租了，出院後要忙著搬家……。」

病人說著這些重大變故時口氣和心境卻很平靜，我很專注的聆聽並回應：「你的眼神讓人感到溫暖。」這樣的回應似乎觸動了共鳴，病人繼續分享他生病後很多事件讓他憂鬱想輕生，後來他覺得太辛苦了，告訴自己：「放過別人，就是放過自己。」並分享自己如何一路努力復健、照顧自己、放下和家人的不愉快，並回到教會做見證並積極規劃未來。他感謝醫護人員包容他一路以來的火爆，還願意幫他安排住院和照護，這份用心和關懷難以言喻。

縮小自己，放大病人需要

回到護理站，護理長說雖然這是一位老病人，但之前大家都不知道他有這一段，今天終於可以同理他的過去，更驚訝的是他的改變，他懂得照顧自己、懂得感謝、可以溝通、可以感受他人，太奇妙了！

這一天，我和護理長一起在病床邊和病人學習了一課。

當我們開心地和一位醫師分享這個故事時，他也和我們分享另一位病人的故事：有位慢性腎衰竭的老太太，手臂的動靜脈瘻管太細不能用來血液透析，醫師安排心臟血管外科醫師為她擴張血管，術後手臂變得淤青水腫，老太太的兒子對醫師怒目而視說：「不必講這麼多我聽不懂，反正就是你們手術失敗！」醫師感到一口氣衝到了喉嚨，但他嚥了下去並回應：「是的，很抱歉……，我和你一樣很擔心。」老太太的兒子依舊瞪大眼睛，但接下來和醫師談的是出院後如何回診繼續追蹤治療……。醫師感受到病人家屬心裡是接受的，只是情緒需要出口。

在醫療照護的崗位上，好幾次我們在火爆的現場縮小自己，看見病人和家屬的需要，一路學習滿足需要、學習同理彼此、學習圓滿他人和自己，醫病、護病關係真的是對待出來的。病人永遠不會在乎我們說了多少、做了多少，直到他們感受到我們在乎多少、關心多少，「心」一聲就不同了。

很珍惜自己還能夠在臨床服務病人，更感動團隊樂於彼此支持、分享，願意一起前進，共創和諧的職場環境，努力提升醫療照護品質！

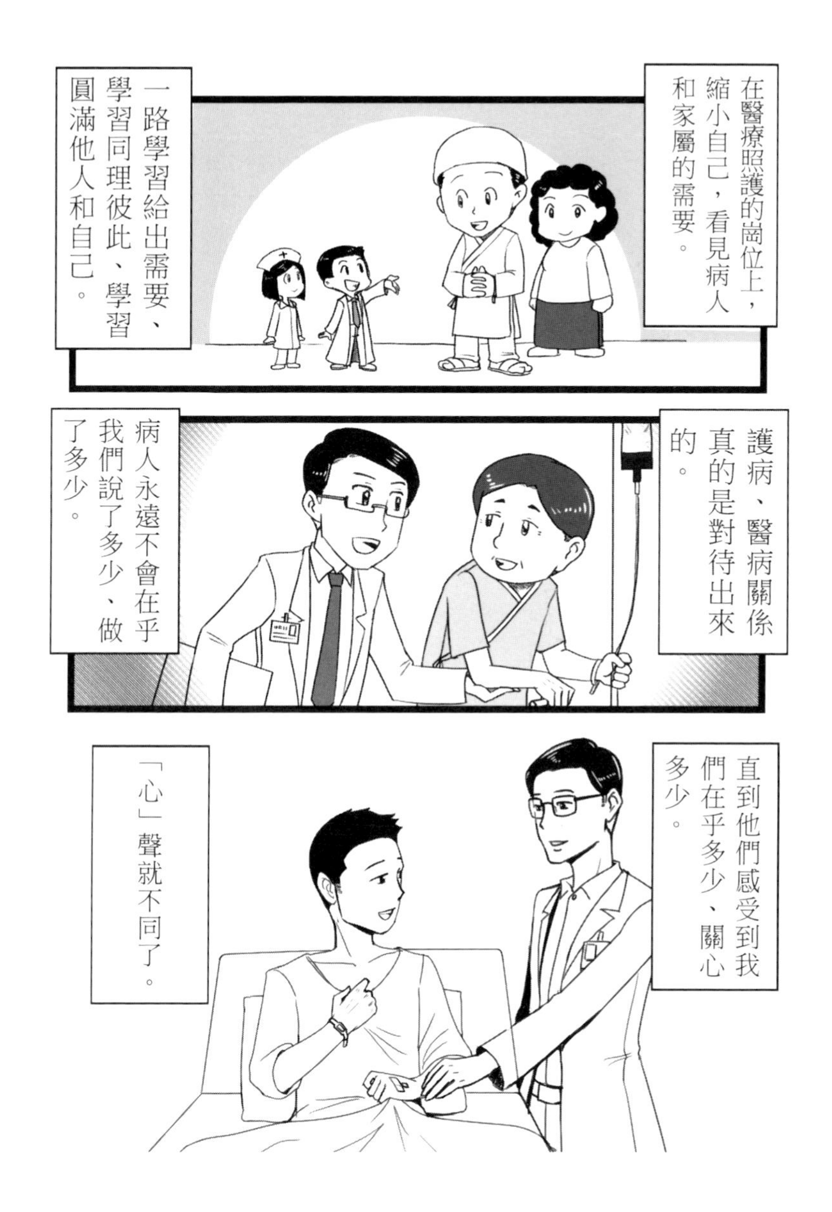
在醫療照護的崗位上，縮小自己，看見病人和家屬的需要。
一路學習給出需要、學習同理彼此、學習圓滿他人和自己。
護病、醫病關係真的是對待出來的。
病人永遠不會在乎我們說了多少、做了多少。
直到他們感受到我們在乎多少、關心多少。
「心」聲就不同了。

名家專訪——

增進醫病關係和諧，這樣做就對了

王明鉅醫師
前台大醫院副院長、竹東分院院長，現任台大醫學院麻醉科教授

採訪／撰稿　胡芳芳・孫德萍

醫病關係只是大環境人際關係惡化的一塊，看看現在所有具服務性質人與人之間的互動，消費關係越來越好嗎？其實，醫病關係如同人際關係，有好多層次，從兄弟到仇人都有，現在的狀況是，根本沒有時間去好好溝通發展成為朋友。

現今台灣醫病關係雖然還不至於太糟，但卻是在逐漸惡化中，大環境是往這樣方向

發展，否則就無需修正醫療法第八十二條了（編按：立法院於二〇一七年十二月二十九日三讀通過醫療法第八十二條修正案，將原先規定「醫療機構及其醫事人員因執行業務，致生損害於病人，以故意或過失為限，負損害賠償責任」之「醫療機構」與「醫事人員」拆開，規定醫事人員須負的損害賠償責任及致死傷須負刑事責任以「故意或違反醫療上必要之注意義務且逾越合理臨床專業裁量所致者為限。」）

目前台灣執業的醫生有四萬五千多位，每年醫療糾紛案達三百到五百多件，這表示每一百個醫生就有一個被告，比例非常高，黑道人物被告的次數恐怕都沒有這麼多，醫界對此非常痛恨。

原因何在？

醫療＝頻繁的交易

首先必須認知，醫病關係只是大環境人際關係惡化的一塊，看看現在所有具服務性質人與人之間的互動，如看電影、購物、旅遊、上餐館……，消費關係越來越好嗎？動不動就上網po文爆料，一年可能高達幾億件，但消費者未必選擇訴訟，因為後果沒那麼嚴重。醫療糾紛則不同，人命關天，倘若出現傷亡甚或植物人等結果，就讓人很難接受。

醫療糾紛多另一因素是，看病的人越來越多，也就是醫療交易活動愈趨頻繁所致。目前台灣平均一年有一億件以上門診，三百多萬件手術（門診加住院），哪怕錯誤率只有萬分之一，也有三百件，更何況實際比率遠高於此。全世界各國研究顯示，由來自「醫原性」，也就是醫療人員作為的醫療活動，所造成的不良後果，高達百分之十。這不見得全是醫療人員的錯，有些可以避免，有些不該發生，有些則無能為力，分成好幾種等級，但這卻代表醫療活動相當複雜，犯錯的機會很大。

尤其是越大的醫院分工流程越細，一關接著一關，出錯的機率想必很高。你能想像燒一道菜，如果從買菜、洗菜、儲存、取出、切菜、煮菜都由不同人負責，有人放糖、有人放鹽、有人放酒，這道菜炒出來能吃嗎？

健保—醫糾催化劑

健保制度可說是催化因素。台灣健保費用太低，只佔GDP七%，名列全球後段班，民眾卻享有非常高的醫療品質，對於已經付費的人而言可說是免費吃到飽，再加上健保局雖用總額預算管制，但不限次數，造成醫生彼此競爭資源，從供給端製造需求，醫療交易自然頻繁起來，兩相加乘，更容易忙中有錯。

特別是在醫學中心，某些急重症科別危及生命機會很大，發生糾紛比率也大。健保開辦二十多年來，開業醫師增加了一六〇%，私人診所可以自由選擇工作時間與地點，在大醫院則常要值班二十四小時待命，形成很多過勞血汗醫護人員，積怨日久工作態度自然變差，能跑則跑造成人力短缺。

其實，醫病關係如同人際關係，分為好多層次，從兄弟好朋友到仇人都有，現在的狀況是，根本沒有時間去好好溝通發展成為朋友，其中雖有一些個人技術技巧較好的醫生，可以與病人有良好的關係，但多數人無法做到，如果大環境與制度沒有配套措施，從根本去解決問題，醫病關係要長久和諧，可說是緣木求魚。

醫療分級難落實

台灣面臨最大的危機是，醫生與人口比例是一：一〇〇〇，雖然和國外差不多，但這個比率是失衡的，因為大部份是開業醫師。全台共有一萬多個診所，理論上像眼科是特殊外科，醫生不能太多，一般外科醫生要最多，能夠處理小病如拔指甲等，這是第一層防護網，過濾判斷是否要進一步轉診至其他專科，可是現在到處都是眼科診所，老外來台就覺得非常方便。

這引發什麼結果？大家都認為自己是專家，可以自由心證要看哪一科，又容易嫌醫生不夠好，醫療糾紛會增多部分也是因為這個因素。台灣沒有如國外建立的家庭醫生制度，因為地狹人稠醫療資源太接近了，尤其在都會區，民眾根本沒有耐性與時間，就直接找到他所認定的專科醫生，若想勸阻還認為是妨礙醫療權益。

如果做到像金字塔般分層分級，只是眼睛紅癢不必找專科醫生，家庭醫生就可以處理。民眾若沒有這樣的認識，認為家醫科只能看感冒，後果就很慘。整個台灣因為過去資源太便利，如同自來水一打開就有，習慣一旦建立由奢返儉難。

病人應當停看聽

病人另一常出現的問題是期待過高，對於實際上可能會發生的情況，選擇性不想接受。我很認同一位美國密西根大學風險長（risk officer）的看法，他說，外科醫生應該在手術前跟病人說清楚罹患什麼病，他無法保證完全不發生錯誤，病人必須慎重考慮是否開刀，醫生所能保證的只是盡全力。不過即使在美國他也不常遇見這樣的醫生，大多都是說「沒問題，放心，手術會順利的」等云云。

再者，雖然醫護人員努力溝通，病人和家屬是否願意接受也是問號，很多人寧可忽略它。現在雖然在手術前都會簽同意書，但很少有人真正去瞭解可能會發生的情況與風險，何況許多同意書內容冗長讓人根本看不懂不想看，莫名所以也就簽了。

身為病人，應該要好好想一想，是否要找這位醫師動手術，手術內容、程序與使用的器械是什麼，通常考慮時間越久，訴訟的頻率就越少。

AI曙光與健康固本

展望未來，發展ＡＩ人工智慧是很好的路，可以大幅增加做正確醫療決策的機會。懷孕婦女若知道小孩沒問題，就敢接受助產士或是很有經驗的護理師幫忙接生，這件事非常重要，因為如果懷疑會有風險就不可能做出這樣的決定，這是信賴關係的重組。人工智慧如果發展夠快，有可能幫忙解決診斷決策的問題，比如說在家中可以抽一滴血給電腦判讀，知道情況不危急，可以等五小時以後再說，就不需要半夜趕著去掛急診。

緩和醫病關係緊張根本之道仍是促進健康，我常以二十字箴言激勵大家：「健康不生病，生只生小病，小病不變大，大病不致命。」應該思考如何讓醫療人員發揮積極維護民眾健康的功用。如果全台灣一萬家基層診所努力推動，讓民眾每人每週至少報到一次測量血壓血糖，沒有做到的人，生病時需負擔一半醫療費用，相信大家就會認真執行。民眾健康提昇了，醫療活動減少，醫病糾紛自然消弭於無形。

名家專訪——

病史本土化，病醫好溝通

洪惠風醫師
新光醫院教學研究部副主任兼心臟內科主治醫師

醫病溝通，是醫病關係中最重要的一件事，但病醫溝通，才是醫病溝通的起點，只有當病人覺得醫生清楚的接收到自己的訊息時，才有可能全盤接受醫師的指導。病醫溝通，我是從病歷上的病史本土化出發，再進展到其他的層面。醫病溝通方式非常多，需要兼容並蓄，其運用之巧妙存乎一心。

醫病溝通雙向道

在談醫病關係之前，我覺得醫病雙方都必需要有個基本認知：就是要能了解到今天醫生說的內容，過了一段時候病人能記得的，會所剩無幾，這個記憶甚至還常常會張冠李戴，經常出錯。

為什麼呢？讓我們回想一下在學校時，到下一節課鐘響開始上課時，前一節課老師教的內容我們還能記得多少呢，剩百分之二十？還是只記得笑話了？一個禮拜後呢，還有百分之五嗎？如果記憶力較差的同學呢？又會剩多少呢？上課不專心呢？記憶在我們年輕時就已經是這樣了，當我們年紀大的時候，又會變什麼情形呢？隨著年齡一天天增長，記憶力跟理解力常常都變得越來越差，更不要說會來找醫生的時候都是生了病，人不舒服時會更不能專心，壓力也大，可預期接收的能力會更退步，更何況還有時病人的聽力不好，環境又吵雜；簡單說，醫師所說的話，過了一個月還能記得的話，就太厲害了，正常的狀況下，只要過了一段時候，病人就忘得差不多了。

知道了這個殘酷的現實後，就能了解在醫病溝通時，如果只有口頭衛教，是不太容易奏效的。醫師必須要拿出其他的手段來，才能幫助醫病溝通，有的醫生會邊畫圖邊說明，有些醫生會拿出 iPad，加上視覺效果來做病情解釋，拿書面資料給病人，有時也有些幫忙，我有時會寫出病名讓病人回家自己上網查，病人常常更相信自己查到的第三方資料。除了這些方式以外，額外的我還努力撰寫衛教書籍跟文章、上廣播電台跟上電視講解推廣健康常識、拍攝製作 YouTube 影片……。這一切的努力都是為了減少誤會，當做醫病溝通的橋樑。

醫病關係是雙向的，其實溝通的起點，是從病醫溝通開始的；病人開始接觸到醫師時，一定是病人講、醫師聽，當醫師收集到足夠的資料並做出判斷時，才變成醫生講病人聽，只有當病人知道醫生清楚的接收到自己的訊息，再做出判斷時，病人才會有信心接受醫師的指導。我會把病人說的每一句話，使用敘事醫學的方式，在病歷中，國台英語全部混合在一起，記錄下每個細節，還會把這些跟病人分享，請他指正，因為我覺得這樣做時，可以減少雙方的誤會，這是建立醫病信任基礎的第一步，當誤會減少時，才談的到後來的溝通。

病史本土化，建立信任

大多數的病歷，都是病人用國台語或客家話來說明他的不舒服，醫師聽了，就把這些翻譯成英文記錄在病歷上。

我十幾年前有一次在看門診的時候，遇到了一位回來複診的病人，我看了一下上次在門診時我用英文寫的病歷「chest tightness」，問病人：「這回改藥物以後，心肝綁綁，有卡好沒？」不料病人聽我這麼問，一副不以為然的樣子，瞪了我一眼，回答說：「醫師啊，我就不曾心肝綁綁，我是胸坎匝匝。」

胸坎不是心肝，匝匝不是綁綁！語言是很奇妙的。許多用語，就算聽起來只有一點點差距，代表的意思卻可能大不相同。例如病人會用來形容胸口不適感的各種形容詞：綁綁、匝匝、堵堵、ㄗㄜㄗㄜ、ㄇㄢㄇㄢˊ、憋憋、悶悶、縮縮、漲漲、緊緊、壓壓、幽幽……，就代表著各種不同的疾病，或是一種疾病的不同嚴重程度。醫師一定要仔細聆聽、體會，如果細節不見了，很可能會錯失，可幫助我們正確做出診斷的線索。

如果病人說他覺得自己胸坎匝匝，狹心症的機會可能只有一半；但是如果他用「綁綁」來形容，就很像是狹心症了。而如果病人說他感覺「ㄗㄜㄗㄜ」的話，就要考慮是食道胃酸逆流了。可是呢，在英文病歷中，這些差異幾乎都不見了，不管病人說的是「綁綁」，還是「匝匝」，當時間緊迫，想不清楚該怎麼翻譯時，最簡單的方式，就是反射的選擇使用一個最常用的英文字。我多年在醫學中心行醫，看過醫師們寫的病歷不下上千本，看到病歷上的紀錄，不管是實習醫師、住院醫師，還是主治醫師，最喜歡用「Chest tightness」來代表一切，這樣當然很方便，但是就很難診斷了，這樣不等於放棄了診斷疾病中最最重要的病史，而只能依賴昂貴的儀器來檢查病因了嗎？

用本土文字寫病歷

為什麼敘述性的病史，需要使用自己國家的語言呢？讓我們來看看：「胸坎匝匝，中氣不透，請用××運功散。」這前面八個字「胸坎匝匝，中氣不透」，如果要用英文寫在病歷上的話，該如何寫呢？「跟著媽祖繞境，神轎跑真快，走了四天，胸坎真甘苦，攏ㄅㄧㄡˊㄅㄧㄡˇ，幽幽阿痛，但是回來給人推推就好了」英文病歷又該如何書寫呢？

《舊約聖經》中，有一段復仇意味濃厚的箴言：「以牙還牙，以眼還眼」，但是學者考證，這是來自一篇翻譯錯誤的古希伯來文章。它真正的意涵是：「善有善報，惡有惡報」。翻譯，是非常容易出錯的，所以英國俗諺說：「翻譯，基本上是一種背叛行為。」差之毫釐，失之千里，自古皆然，以後也不可能會少的。

在門診問診時，曾經有病人表示：「唉，差強人意啦，過一天算一天，馬馬虎虎過日子吧。」也有樂觀的病人會說：「愛拼才會贏！」這中間傳達的訊息，除了病情的表達以外，更包含了他的人生態度；可是如果要把病人這些話譯成英文，寫在病歷上，我想就算是英文系教授，也不見得很容易辦到吧。更不要說在看門診的時候，時間非常緊迫，醫師可沒辦法字字斟酌，正確翻譯，於是，只能在病歷上簡單的用英文記錄，而忽略掉那些可以顯現病人個性、情緒的紀錄；但若是用國台語寫病歷，醫師就能忠實地寫下病人的主觀感受，也絕對會包含更多病情的細節描述。

用本土的文字寫病歷，診斷會更正確，也更細緻。有時病人說的是一件事，醫生寫的卻又不一樣，有時是國台語換成了英文的翻譯錯誤，有時是誤會，有時是醫師圖方便，也有時是醫師中的害群之馬，利用病人看不懂的語言改變了病人的主訴，以便獲得更高額的健保給付。當病人看不懂時，就容易發生糾紛，這時會變成各執一詞，互不信任，而這些極少數的醫界敗類，也戕害了醫病間的信任。我認為緩和醫病關係很重要的一個方法，就是要把病人的信任拉回來，其起步，就是把「病人主訴」與「現在病史」兩大內容，換成我們平常說的語言，也就是「病史本土化」，讓病人看到醫生書寫記錄與自己的述說相同，就能減少不信任，杜絕猜疑。

病歷，是病人的人生圖像

二〇〇一年，美國為了不希望病人變成了冷冰冰的檢查數據，要加強病人「人」的成份，從哥倫比亞大學開始推動「敘事醫學」（narrative medicine），希望能把病人拉回不同個體人的本質，描繪出這個病人獨一無二的人生，用醫學來配合這個獨特個體的生活起居；它的作法，是加強病人的背景資料，與醫師的互動，逐字把當時發生何事，醫生做了什麼，心中想什麼，都記錄下來，這樣可以瞭解病人生活背景的每一細節，提供更深層的診斷與治療。

舉例來說，有一個病人看過我的門診，多年後媽媽帶他來回診，當我看到以前的病歷上，記錄著「高一升高二想要讀醫」時，就追問後來的故事，當媽媽很高興的告訴我，這個病人已經唸醫學系五年級時，加上他的住所，生活習慣，社團運動時，我就能串起這個病人的人生，讓他變成了一個活生生的人，病歷變成了他的傳記，我都能掌握到病人生活上每一個細節，他也不再是病歷上冷冰冰的一個個案，而變成了有血有肉，其中，也許有哪一段的生活，就像美國電視劇《怪醫豪斯》（House, M. D.）中豪斯醫師的情節一般，成了診斷疾病的破案線索。

在撰寫敘事醫學的病歷時，我要求年輕醫師在記錄病史時要記錄到四個重點：

一、他是誰；二、以前發生過什麼事情；三、平常的病歷；四、醫生自己的思考模式與鑑別診斷。在這四點當中，前兩個重點就是醫病溝通時，了解病人的基礎。

先寫一句病人的好話

首先要形容病人是誰，他的職業是農夫？還是律師？是公車司機？還是老師？如果是農夫，是種稻、還是種荔枝？或是種茶？每一個職業的背後，都代表了不一樣的故事，不一樣的人生。他是流浪漢？還是獨居？跟哪個家人住在一起？誰負責照顧？為什麼要知道這些呢？讓我舉個例子，病人從東港來，如果是賣魚，每天半夜十二點就得起床，若是打漁，則會是半夜三點起床，這些就影響了吃藥的時間跟藥物動力學；病人如果是公車司機，就得考慮到他的健康會影響到公共安全，處理上要更為積極。如果是嘉義種高山茶的病人，就得知道他在做春茶和冬茶時，往往每天只能睡四小時，在那段時間中血壓心跳就會不一樣，醫療處理也會有所不同。我在義大醫院服務時，曾見過有位種荔枝的病人，為了蜂窩性組織炎來住院，後來下了豪大雨，為了要救回一年的收入，他必須提前回家，搶救果園短短的兩週的產期中，那些需要緊急採收的果實。在了解狀況後，我就改變了他的治療方法，不再堅持必須住院打針，在跟病人勾勾蓋印章，取得每八小時一定會規則吃藥的承諾後，讓病人改成了口服藥物，回家治療。醫師在知道了病人的背景，參考了他獨一無二的生活型態後，才能做出對病人最合適，與他人不同的醫療處置。

除了這個以外，我還要求年輕醫師，跟美國頂尖麻省總醫院的病歷一樣，在病史開始時先寫一句病人的好話。為什麼要這樣做？有許多理由，其中之一是讓年輕醫師試著用不同的視野來看世界，英國哲學家羅素曾說過，任何一個東西都會有三種不同的說法。我是「舌燦蓮花」，你是「口才不錯」，她則是「一隻嘴糊累累」，「狗掀門簾子，全仗一張嘴」；其實仔細想想，這三種講法，形容的都是同一件事情，但卻有稱讚、中性、惡意三種不同的內涵，只有知道還有其他說法的存在，才能訓練自己的客觀性，不致於只懂酸話。我規定年輕醫師在病歷上先寫一句好話，就是一種訓練，要訓練看事情與看人的不同角度，當訓練自己能夠用好幾種方式與方向，形容同一件事情時，就擁有了客觀的思考能力，當擁有了客觀的表達技巧，在跟病人溝通時，就能自由的選擇使用中性語言、好的語言，還是批判性的言詞了。

溝通之妙，存乎一心

還有一件事，就是醫師自己要合邏輯，如果醫生思路不清楚講話不合邏輯時，別人怎麼可能聽得下去呢，因此醫師要訓練自己有嚴謹的邏輯推理能力，當合邏輯時，溝通才有可能。

除此，我也要求住院醫師能觀察別人的肢體語言。舉例來說，病人如果雙手交疊、封閉胸口，就代表對我們的不信任，身體向後時就代表了躲避與防衛，向前則是感興趣或是威脅，若是雙手敞開，就代表釋放與接納。我查房時會要求住院醫師注意看病房內有幾人，哪些人是滿意的，哪些人對我們不滿意，哪些人是事不關己？病人是什麼情緒，屬於心理學上（生氣、否定、討價還價、憂鬱、接受）的哪個階段？

觀察理解別人外，醫生自己的肢體語言也很重要。在十六、十七世紀時，那時的醫生沒有什麼好的藥物，卻有一種特別治療方式讓病情改善，就是接觸療法，那時的醫師靠這種方法，卻也治好了一些病人。為什麼這種治療會奏效呢？因為當人的年齡越來越大時，他所得到的接觸與撫摸，就會變得越來越少，也越來越孤單，當老人家被接觸時，有的就會感受到其他人的關懷與愛心，單單是這種關懷，有時對病情就有所幫助。我以前在榮總服務時，見過許多單身的榮民伯伯，其中有些人已經有很多年都沒有人碰過他，當醫師或是護理師牽著病人，有時僅僅是一個小小的觸摸，一聲「伯伯，有沒有好一點？」就把醫療昇華到一個更高深的人性層次。

總之，不管是醫病溝通，還是病醫溝通，太多的層面都必須要掌握，中間有人性、有內涵、有人文。溝通的方法，更有聲音、文字、圖畫、電影、動畫、還有肢體語言的溝通……。溝通，是一個雙向的過程，在溝通時各式各樣的方法，都要兼容並蓄，運用之技巧存乎一心，是個永遠也學不完的課題。

名家專訪——

跳脫醫病框架，重現人性醫療

楊秀儀教授
美國史丹佛大學法學博士、陽明大學公共衛生研究所政策與法律組副教授

建立信任第一件事是，先認識到我們活在懷疑文化裡，不要總以為你是對的；把人當人，醫師可以從病人身上得到滋養，病人可以從醫師身上得到力量，這就是我們夢想中的醫病關係。

醫療傷害不可逆

研究醫療法多年，看了許多醫療糾紛案例，最大的感慨就是認知醫療傷害的不可回復性，傷害一旦造成，健康與生命都回不來，法律在下游要賠償是不可能的，因為這無法用金錢估算。

醫療糾紛是沒有贏家的，有人會說病人死要錢，其實不然；即使勝訴拿到錢，實際上家人多半不敢用，大多用來成立紀念基金會或直接捐出來，這是與所有的損害賠償最大不同之處，因為這是至親的命賠來的。我早已發現醫療糾紛談下游法律補償是沒有意義的，一定要把資源放到上游，讓醫師有更好的工作環境與設備，讓醫師更快樂，傷害不會發生，醫病關係就會更和諧。

這也是當年我在美國取得醫療法博士學位後立下的心願，希望能在醫學院教學，讓醫師有正確的價值態度與觀念，才能減少後續的傷害。如此，我們將會活在一個社會，一不怕生病，二不怕看病看到爛醫師。

醫糾刑責故意為限

醫學不難，難在做。肝移植肝切除，我可以用說的讓你們聽得懂，但肝臟的血管很多，手術要手很細很巧出血量不能太大，肝移植時必須把兩個肝及血管縫合得很好，又有幾個人的手能做到呢？所以醫學院一定和臨床實務演練有關，必須反覆反覆地做才會熟練。

台灣前不久有一例非常了不起的手術，新生兒才九天需要換肝，他的爸爸願意捐活肝給他，但爸爸的肝比嬰兒的腹腔還厚，想像醫療團隊如何運用電燒法局部縮小爸爸的肝，然後再成功移植給新生兒，這需要多少的技術、細心與訓練？我們當學者可以只講理論，但往往要花三十年才能培育出一個成熟的醫師人才堪此重任。

因此，我向來認為沒有理由用刑法處罰醫師。這三年來四處公開演講，主張醫療糾紛「醫師以故意為限負刑事責任」，連重大過失都不須負刑責，而是負損害賠償民事責任。有人覺得這樣豈不是對醫師太縱容，放心，不會有重大過失的，如果有一位醫師明天要開刀今晚還去跑趴喝酒，這就算是故意，不用怕，這種人很少，因為醫師是利益相關人，行醫就是要助人救人才活得開心，就像我教書的目的，是希望學生優秀而不是要當掉他。

醫學生的憤怒

我在醫學院教書已十二年，對於醫學生的心理狀態特別能體會，他們求學過程確實比一般學生辛苦，看到一個十八歲的醫學生苦讀六、七年後，變成一個醫師再慢慢成熟，能夠了解如果還要用刑事處罰他們，為何會感到委屈與憤怒。

有些醫師講話很酸，可能他們被告過一次後整個熱情都沒有了，畢竟年輕人經過一次挫敗，就不會相信老師所描繪的美好藍圖，因為媒體現今充斥的全是負面訊息。大部份學生初進醫學院時，都帶著一股利他的助人情懷，我擔心如果沒有好的醫病關係這股情懷，很快就被現實給消磨了。如果我們不快做一些改變，讓這些單純善良認真，付出的學生，能夠做他們愛做的事，未來這些滿級分優秀學生，很可能就會選擇其他科系或轉行，後果不堪設想。

醫糾處理進步多

平心而論，過去二十年台灣醫療糾紛處理環境已有很大的進步，而且大都不需透過立法達成。目前台灣的藥害救濟、疫苗救濟以及生產事故，都有專門的無過失理賠基金。此外，政府也開始透過評鑑，督導醫院內部成立醫療關懷小組；民間組織投入製作相關教材教導發生傷害時如何溝通；許多地方縣市政府也開始試辦醫法雙調解，醫療法早就通過病人可以影印全本病歷等等，不能說沒有努力。但是，現在最迫切要推動的目標，就是醫療糾紛發生時，能夠開放第三公正人鑑定。

台灣病人的權利也在進步，可以說是全世界最幸福的，當天就能看到醫生，健保費用又如此便宜，卻也讓我們產生太多假性需求，動不動就跑醫院過度浪費。尤其是手機的發明應用，隨時能滿足慾望無窮的主人，讓很多人對於看醫生要等待沒有耐心，醫療不是服務業是手工業，憑什麼隨時可以取得？對於這點感觸越來越深。

信任、溝通與聆聽

西方哲學界一位非常知名的英國女哲學家奧諾拉．奧尼爾（Onora O'neil）評論當代文化有一個現象：陷在懷疑文化裡。她描繪我們的文化是懷疑所有人，不管你是記者、律師、法官、醫生，「你要看植物長得好不好，三不五時把根拔起來是沒有用的。」意思就是我們必須先信任。

建立信任第一件事是，先認識到我們活在懷疑文化裡，不要總以為你是對的。第二要拋開酸民文化，如果我們都認為只要批評別人就代表自己是正直的，這完全不可能而且無理。你若要社會更好，就必須先對信任文化做出貢獻，選擇信任，信任才能被建立，並且要知道「持之以恆，信賴漸至」。

建立信任首先從溝通開始，第一要務不是講而是聽，分享一個溝通小故事：兩年前我應邀到南部某醫院演講，當時剛剛發生一則無膽法官告醫生的新聞，與醫生們晚餐時席間有人問我，他有一個病人是法官，他怕會被告覺得壓力很大，不知道法律上是否能拒絕這位病人。我就跟他們說一說法官的生活，問他們有沒有想過法官會脊椎側彎，因為有很多卷宗要寫。醫生看病人，有九個會謝謝你一個告你，但法官開庭審十個案子，都不會收到感謝卡，勝或敗訴者最後都會上訴。我問他們有沒有想過法官是一個辛苦行業？結果在場眾人聽得津津有味，開始說法官真的好可憐喔，那位醫生也轉變態度，決定對那位法官好一點。

回歸到「以人為本」的醫療本質

消費科技文化讓人漸漸孤立起來，我們不大瞭解對方的生活實況而產生種種偏見，世界看起來資訊氾濫，人卻孤陋寡聞，這是一個危機。信任必須從溝通做起，溝通是門藝術要先學會聆聽，讓病人瞭解醫生，讓醫生瞭解病人，我們必須重新學習溝通倫理。

當代醫療最大的問題就是去人化，把醫生不當人，希望他精準如同一個沒有感情的人，做事標準化規格化。醫學教育又把病人不當人，只看病。幸好二十世紀末又出現一個潮流；返人化，強調把人當人。第一要把病人當做人，不是病。第二要把醫生當作人，不是神。人，是道德主體，有感情，也有自己的價值觀。若把人當人，醫生可以從病人身上得到滋養，病人可以從醫生身上得到力量，這就是我們夢想中的醫病關係。

名家專訪——

病人心知多少

吳麗萍 儂儂國際媒體集團董事長、社團法人台灣醫病和諧推廣協會理事

如何同理病患身體心理並存的痛苦，體察病人在所剩有限的時間中還能有所規劃，在在都需要醫療人員花更多的心思……。很多時候病人只是一股氣，不要你賠償，只要你一個道歉：絕大多數病人要的，只是一個立場與尊嚴。

也許因為過去曾有一段時間住在加拿大，對於台灣醫病關係、醫療體系及制度雖存著疑惑，但也沒有清晰事件可以陳述。直到經歷一場人生劇變，驟失至親的切膚之痛，讓我對此議題有了非常深刻的體悟與思考，並轉化為實際的行動投入。

經歷意外冰風暴

四年前，我的二弟因為一段時間胃部不適，檢查後意外發現竟是可怕的胰臟癌末期，對於病患自己和家人，都是一個極大衝擊！雖然知道治癒機會渺茫，弟弟求生意志強烈不顧身體孱弱，說：「拚了！」。接著到他信任的醫學中心接受化學藥物治療，但事與願違，他僅僅撐過九十五天，就與世長辭！

這過程遑論病人身體的痛苦，最重要的是，我們覺得醫師沒有給予二弟和家人一個比較完整的治療評估，只是以冰冷的數字回應我們的問題和期待。對於這樣療效不確定、副作用又如此強烈的治療，是否適合病人？以及何時要暫停甚至要放棄，醫師從未以

「人」的角度做評估，都只是從影像和血液報告上的數字作決定。抑或醫師的權威也成為溝通的屏障，使得弟弟不敢轉診或在他院做化療後的支持治療，結果加速了他在腫瘤縮小的狀況下，器官卻快速衰竭而不治。

個人覺得，現今繁忙的醫療環境，醫院幾乎已經變成工廠，生產線似的治療步驟，使得醫病之間的溝通流於形式。幾乎所有的患者都經歷過，漫長的等候只換來極短的看診時間，要與醫師建立有信任感的溝通，困難重重，加上醫學是很專業的知識，病人的素質高低參差不一，本就很容易產生誤解。在擔心醫療糾紛下，醫師為求自保，無法設身處地的為病患著想，病家當然也很自然的感受到醫療方的防衛心而有所警覺，本來應該是相互合作的醫病雙方反成為對手，如此隱然形成惡性循環。

如何同理病患身心並存的痛苦，體察病人在所剩有限的時間中還能有所規劃，在在都需要醫療人員花更多的心思，才能協助病人及家屬，面對病魔來襲的滔天駭浪，仍然能感受到信任和溫暖，甚至死而無憾！

支持雲端資訊共享

二〇一八年開始實施的雲端用藥與檢查共享，我認為是一件非常重要的事，尤其是雲端檢查共享。我們都曉得一家醫院從最基本的X光檢查到電腦斷層、MRI核磁共振、正子攝影等，一直到更特殊如心臟血管核子醫學檢查、心臟動脈波形檢查等等非常多項目，這些檢查成本都很高，實在不需要到甲醫院做了又到乙醫院再做。

但是，過去的制度是病人到甲醫院做的檢查紀錄到乙醫院僅供參考，若要進行下一步的治療動作，所有檢查必須重新來過，才有準確認定標準，否則錯了的話健保局會退件還可能會罰錢。若實施雲端檢查共享，這是經過衛生署健保局所認可的資訊，就可以減少重複檢查的浪費。

多年來的觀察，從台灣頭到台灣尾各個教學醫院甚至於區域型醫院、社區型醫院，幾乎都配有電腦斷層及核磁共振等設備，這已然是基本要求，事實上昂貴的設備並不需要分散到這麼多家醫院。據我所知，台灣的醫療器材設備在全世界人口擁有率排名數一數二，密度非常高，這也是浪費，有了雲端共享後，無形中就可以節省下不少成本。

再來就是健保，一開始強調的分級看診制度始終沒有辦法落實，這也和過去檢查資訊無法共享有密切關連。站在病人立場我覺得推動這件事非常重要，希望絕大多數人都應當重視且行動支持。現在仍有很多人因為隱私權理由不願意簽署同意書，我覺得還是要從醫療的角度去著眼，醫療目的和隱私應是不同的。真正的隱私如愛滋病、性病，也許可以列入隱私範圍，但其他資訊則不然。更何況現在醫學發達，基因醫學、基因醫療未來很可能都會納入健保。作了基因檢查，基因哪一段有缺陷、以後會怎樣發展，都會顯示出來，個人隱私幾乎就沒了……。當然這中間仍有相當程度道德與倫理的爭議，我們姑且不論。

角色扮演同理心

因著二弟的重病，我與「台灣醫病和諧推廣協會」結緣，曾經到日本參訪觀摩當地對於醫病溝通的做法。日本醫院多半設有協談室，有專任的協調員負責處理醫療爭議，印象深刻的是在培訓溝通協調員課程中有情境演練設定，一個案例中模擬送醫過程、手術後、復原期等各式各樣情境，讓學員進行病人、醫生及協調員等角色扮演與情境轉換、角色互調，充分發揮同理心。經過三到四階課程訓練，取得專業溝通協調認證後，才可以在醫院上班。日本統計顯示，醫院設有協調員與協調室的，在遇到爭議事件處理時，不需上法院的比例大幅增高，在院內就可以解決問題。

其實，很多時候病人只是一股氣，並不是要賠償，只要一個道歉，希望聽到醫生或院方親口說聲：「對不起！」就好了，這樣的案例很多，絕大多數病人要的只是一個立場與尊嚴。

走過這段歷程後我深切感悟，每一個生命都是尊貴又獨一無二的，都應該在身罹重症之際仍有平安，生命結束之時仍不褪感恩。醫病和諧、良好溝通是多麼重要的事，小則醫療過程順利雙方得益，大則促進社會和諧進步，值得每一個人努力推動！

第二部

當醫護變病人

行醫多年，總要求自己充分了解患者病情，願意花時間向病人和家屬誠懇地解說並盡力醫治，對其困境也感同身受，患者和家屬幾乎都能感受到醫者的用心，醫病之間有良好互動自然產生互信。即使有嚴重的併發症，我也毋須隱瞞真相，甚至唬弄家屬，醫病雙方總能齊心改善患者病情。縱然患者病情急轉直下，我也會和家屬互勉「盡力了！心就安了！」身為病人家屬又是醫者，我對「醫病和諧」的信念將歷久彌新。

現在的我，真真正正體會到「以人為本」的真諦，我更加感謝每一位被我照顧過的病人和家屬，在您們身上我學習到很多，也因為當醫護變病人這次經歷，我和病人間的距離更近了，近得像一家人。最重要的是，因為有您們，讓我了解護理的快樂與價值，感謝您們，我的家人。

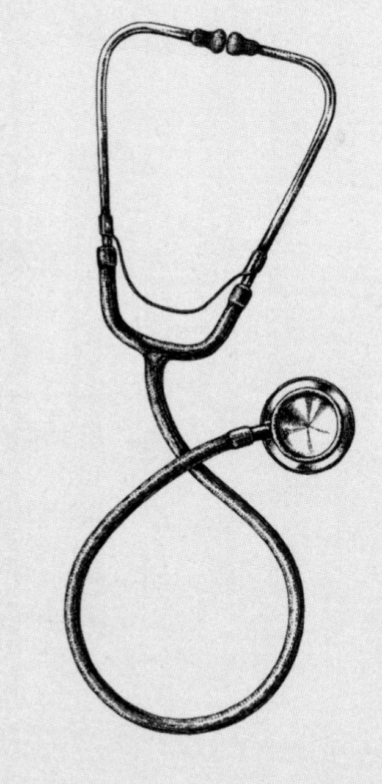

感動護理，感謝有妳

侯名娟

也許是感受到父親即將要離開，母親一時悲從中來不斷的哭泣。此時，站在一旁的護理師，隨即給了母親一個溫暖的擁抱，並輕拍她的肩膀，同時鼓勵我們對爸爸說出道別的話……。

專業訓練淩駕人性

從事護理行業一轉眼已十三年，想當初，會接觸護理其實是一個很特別的緣分。二技畢業後隨即投入職場，加入重症照護的行列，一路走來，免不了面對許多生離死別。如果你問我會不會感到難過，坦白說，剛入行的第一年，曾經因為病人非預期性死亡，被家屬哭倒在地的那一幕給震攝過，但隨著工作時間越久，難過的程度卻越來越有限。有人說，醫護人員都很冷漠無情，坦白說，畢竟不是自己的家人，只有盡可能地運用同理心去感受家屬的悲傷，再者，若是醫護人員情緒起伏太大，又怎能冷靜處理後續的事情？

這個自以為是的想法，一直到父親罹患癌症後徹底地被顛覆了。

臨終關懷化解悲傷

我的父親在二〇一一年確診為罹患胰臟癌，一種極為惡性的癌症，根據研究指出，發病率幾乎等於死亡率。父親一直以來身體都很健康，從沒想過會得到這種不治之症。幸好經過醫療團隊審慎的評估，很快的接受了手術治療，住院期間，家人輪班照顧父親。父親也在三個星期後順利出院。術後半年，父親的身體狀況一直維持得不錯，我以為這是老天爺賜給我們的恩惠，讓我們能多多陪伴在父親的身旁。

然而好景不常，在某次超音波檢查中發現了肝臟轉移，從此，父親開始接受漫長的化學治療。治療大約半年左右，醫師發現效果並不顯著，而且腫瘤標記指數（CA-199）已慢慢升高，甚至破萬。二〇一二年九月，父親因為食慾不振、體重下降入院施打營養針，不料住院期間病情急轉直下，腹部漸漸腫大，經檢查發現是腹膜轉移，此時醫師明白的表示所剩時間不多了。歷經幾番掙扎，不得不召開家庭會議向母親說明一切，幸好家人對於「善終」有一致共識，由我簽署「不施行心肺復甦術同意書」（簡稱DNR同意書）。

父親往生的那天中午，母親看著意識不清、呼吸急促的父親，也許是感受到父親即將要離開，一時悲從中來不斷的哭泣。此時，站在一旁的護理師，隨即給了母親一個溫暖的擁抱，並輕拍她的肩膀，同時鼓勵我們對爸爸說出道別的話。記得當時，我牽著父親的手，在他的耳邊說著：「爸爸，我真的很愛你，謝謝你養育我、疼愛我，當你的女兒真的很幸福！希望您能投胎當我的孩子，讓我有機會能像您一樣的愛我！」這一刻我看見父親眼角流下了淚水。

當晚，父親就在家人陪伴下離開了。因為長時間的張口呼吸，父親的嘴巴無法完全合攏，讓母親看了更加心痛，協助父親更衣的護理師，隨即拿了衣服當成卷軸墊在下巴，好讓他的嘴能完全閉合。爾後，父親的面容變得十分安詳，彷彿像熟睡一般，也讓家人感到無比的安慰。

治療家屬同等重要

這幾年來，每當母親回憶這段往事時，總會想起那位護理師，而我，腦海中總是浮現母親被溫暖擁抱的那一幕。真虧有護理師的鼓勵，讓我向父親說出離別的話，我沒有任何遺憾。

記得某位醫師曾說過：「當病人的病情已無法治癒，就必須治療家屬。」這句話說得一點不假，逝者已矣，如何讓活著的人心裡好過才是最重要的。在護理這條路上，我始終努力學習，希望在病人和家屬心中也能成為一位溫暖的護理師。

感謝一直以來共同努力的醫療團隊以及所有照顧過的病人和家屬，因為有你們，才能讓我明白，即使是一個小小的舉動，都有可能觸碰到對方的心；因為有你們，才能讓我在護理這條路，一直勇往直前的走下去！

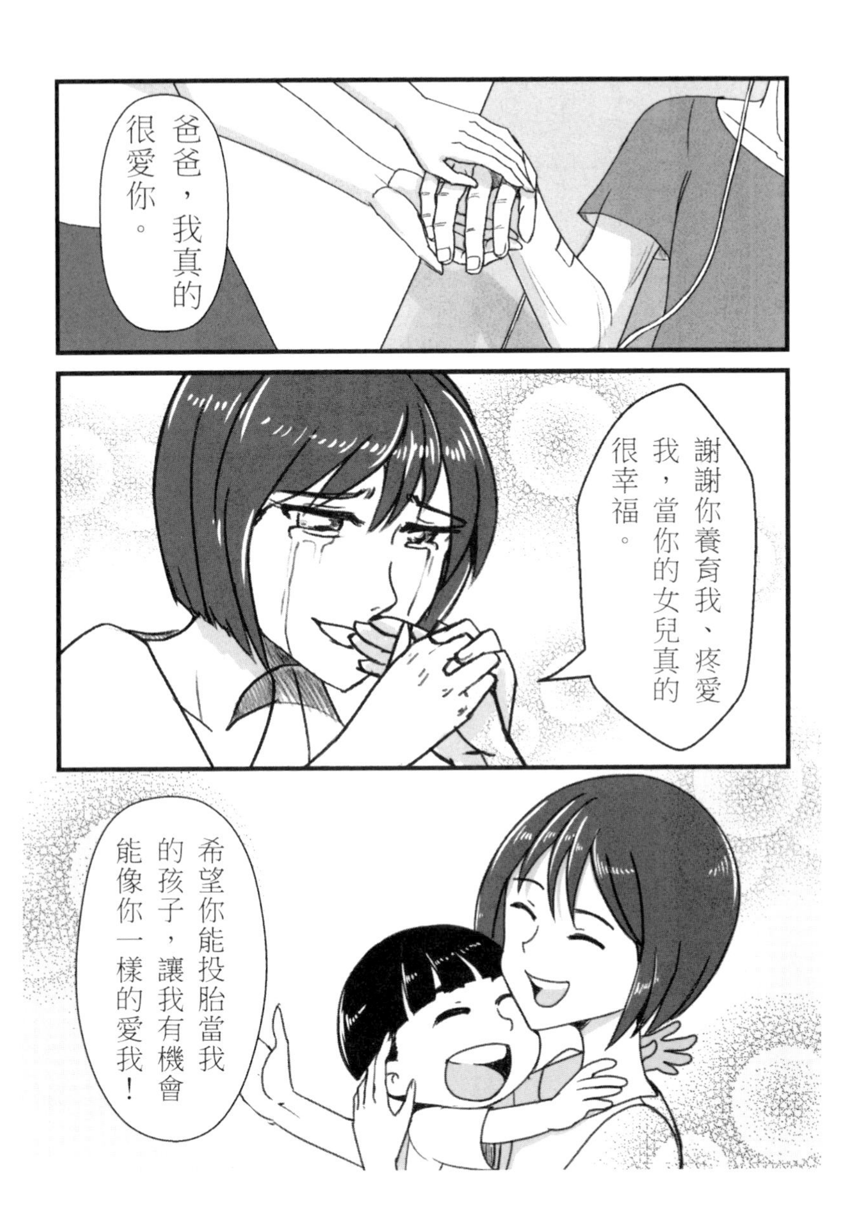
爸爸，我真的很愛你。
謝謝你養育我、疼愛我，當你的女兒真的很幸福。
希望你能投胎當我的孩子，讓我有機會能像你一樣的愛我！

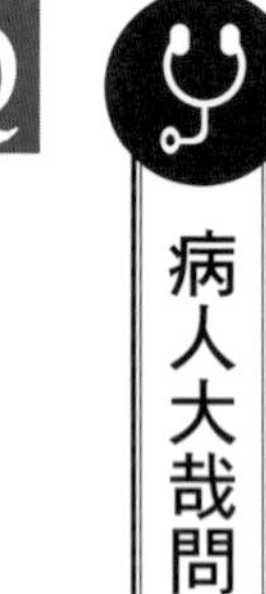

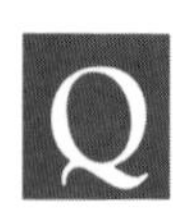

重症照護和一般照護有什麼不同？病人在何種情況下需要？

A

重症加護醫學（亦稱重症醫學 Critical Care Medicine 或加護醫學 Intensive Care Medicine），過去三十多年來快速演變，已成為醫學中一項新的專業領域。

重症醫學的歷史，最早可追溯至南丁格爾。克里米亞戰爭期（一八五三—一八五六），住院的受傷士兵死亡率極高，南丁格爾認為重症病人應和一般病人分開並給予特別照護。她制定了「重症照護準則」，和一群志願者把士兵的住院死亡率從40％降低到2％，至今，加護病房內最核心人員仍是重症護理師。一九六〇年代，全球各主要醫院紛紛設立加護病房。

急重症醫療與一般醫療不同的地方，在於傷病情況之緊迫性，雖是同樣的醫療措施，若投予時間較遲，可能就無效，急診室和加護病房也成為醫療糾紛最多的地方。現代的重症醫療強調多科、跨領域的合作，重症醫護團隊包括重症專科醫師、住院醫師、重症護理師、重症專科護理師，多由資深醫護人員負責診治，另外也包含臨床藥師、呼吸治療師、營養師、社工師、復健師等。

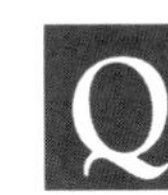

胰臟癌治癒率極低，要如何早期發現與預防？

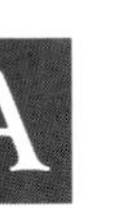

胰臟是一柔軟長形的腺體，分為頭、尾、體三部份，由於其位置在後腹腔，常會被忽略，發生病變時症狀常常不明顯，往往是很晚期才知道。一般早期的胰臟癌是沒有顯著症狀，癌細胞持續擴大，可能有上腹痛、背痛、黃疸、體重減輕甚或腹瀉情況。

早期診斷仍極為困難，若有症狀一般的檢查包括超音波、電腦斷層或經內視鏡逆行性膽道攝影術、經皮穿肝膽道攝影術等，目前也有醫師作腫瘤標記研究，不過診斷結果多屬晚期。

胰臟癌好發於中老年人，三分之二的病人年齡高於六十五歲。發生胰臟癌之原因至今未明，抽菸、相關化學藥品廠工作人員、糖尿病患者罹患人數較多。胰臟癌目前治療效果不佳，存活率為各種癌症之末，最好的方法是早期預防，發展更可靠的血清篩檢及高危險群病人（例如大於六十歲老人、抽菸、慢性胰臟炎）篩檢，以便早期治療。

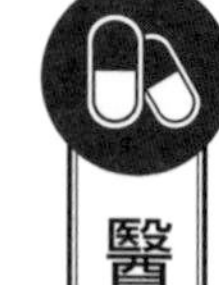

醫病溝通大補帖

Q 病人在瀕死或過世時，會有哪些常出現的徵狀，可以請護理人員協助照護？

A 臨終是生命的特殊階段，臨終護理（Palliative Care，包括遺體護理）乃基本護理學（Fundamental Nursing）的一環，是為生命末期病人提供全面、周到的護理，以使病人的痛苦減少到最小程度，緩和其對死亡的恐懼和不安。

臨終護理的目標：儘量讓病人維持舒適狀態、維護病人尊嚴、不要縮短或延長死亡的過程，以及在病人臨終彌留時刻及往生後，支持並協助家屬面對即將可能發生的事。

一般護理人員均受過臨終護理訓練，對於臨終前後可能出現的症狀（意識不清、精神躁動不安、日夜顛倒、呼吸困難、喉頭嘎嘎聲、食慾減少、嗜睡、四肢冰冷、排尿量減少、大小便失禁等）及相對應照顧方式都能協助處理。

遺體護理：病人過世後，護理人員會為病人移除身上管路、維持身體的完整性，協助帶上活動式假牙、假髮、義肢等、擦澡更衣、增加遺體安詳容顏：若眼睛未闔上，可用毛巾熱敷眼睛或用手輕按敷，協助蓋上眼皮，必要時以膠布粘貼。若嘴巴微張開，枕頭往後墊，讓下巴內縮，再用毛巾捲軸頂住下巴，讓嘴巴閉合。若病人生前有化妝習慣，可畫上淡妝，以保持自然的容貌。

江湖在走、法律要懂

何謂「DNR不施行心肺復甦術同意書」（簡稱DNR同意書），其內涵、簽署順位及法律效力為何？

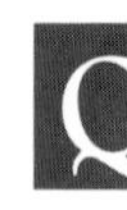

DNR，全名為Do-Not-Resuscitate（不施行心肺復甦術），其內涵為：當病人罹患嚴重傷病，經醫師診斷為不可治癒，且病程進展至死亡已屬不可避免時，病人或家屬簽署同意書，在臨終或無生命徵象時，不施行心肺復甦術（CPR），包括氣管內插管、體外心臟按壓、急救藥物注射、心臟電擊、心臟人工調頻、人工呼吸或其他救治行為。

若是未成年人簽署同意書，要由法定代理人同意，未成年人無法表達意願時，則應由法定代理人簽署。

如果末期病人之前沒有簽署「DNR同意書」，且因為意識昏迷或無法清楚表達意願時，可由病人的最近親屬一人出具同意書代替，最近親屬範圍與效力順序如下：

一、配偶；二、成年子女、孫子女；三、父母；四、兄弟姐妹；五、祖父母；六、曾祖父母、曾孫子女或三親等旁系血親；七、一親等直系姻親（如女婿、媳婦）。

如果病人沒有最近親屬，則由醫院經安寧緩和醫療照會後，由醫師依照末期病人最大利益出具醫囑代替之。

Q 簽下「DNR同意書」是否就代表病人完全放棄治療，坐以待斃？

A 拒絕急救同意書，是針對病情上已經無法挽回的病人才適用，也就是即使急救，只是延長痛苦和死亡，反而讓病人求生不能，求死不得，無法善終。而且，簽署DNR後，不代表拒絕治療，只是改為進行緩和醫療，減輕病患的痛苦，保障其臨終尊嚴。

愛，從未遠離

黃燕琴

護理不僅是一種學問，更是一種藝術……。除了照護病人身心靈外，更學會懂得如何關心與體會家屬的心境，尤其是在面對同行家屬時，不再抱以「你應該知道怎麼照顧病人」的心態，而是一視同仁。

易地而處心隨境轉

「阿姨，請問您叫什麼名字、出生年、月、日？」看著飽受癌細胞侵蝕而日漸消瘦的母親緩緩回答護理師的問題，看著護理師熟練的核對病人手圈和執行給藥作業，都是一幕幕讓我感到既熟悉又陌生的畫面。熟悉的是，給藥的標準作業流程，陌生的是，病人家屬身分。在先母發現罹患胰臟癌、接受治療、一直到辭世，短短九個月，讓我學會站在病家的角度看待護理工作，也讓我重新認識臨床護理。

二〇一五年七月，先母意外發現罹患胰臟癌，幾經家庭討論後決定尊重先母意願，先接受外科手術治療，然後進行化學治療。在疾病後期，因為反覆感染經常住院，辭世前一個多月幾乎都在醫院中度過，身為子女的我們，儘可能在下班或放假日前往陪伴。脫下專業白制服換上便服的我，心境也由護理師轉換成病人家屬。

每當走進病房面對孱弱的母親，幾乎忘了其實我也是領有護理師執照及執業執照的專業人員，所幸病房的護理師知道我雖為同行，但非同科別，因此常常給予我個別性的支持與衛教，讓我在陌生的專業領域增長知識。尤其在先母病情急轉直下處於瀕死階段時，除了滿足病人生理需求外，更能顧及家屬的情緒，甚至在執行遺體護理時，都讓我深刻感受「護理不僅是一種學問，更是一種藝術」這句話。

臨床護理學海無涯

陪伴先母接受治療期間，改變了我以往對護理的看法。原來，護理領域十分廣泛。面對跨科別的照護工作，常常只知皮毛或是只知其然而不知其所以然，這次經驗中，讓我在之後的臨床護理工作中，除了照護病人身心靈外，更學會懂得如何關心與體會家屬的心境，尤其是在面對同行家屬時，不再抱以「你應該知道怎麼照顧病人」的心態，而是一視同仁，看作是一般家屬給予同等的關懷與衛教，並以同行角色分享專業知識。

「生命」是一個過程，「人生」就像一本書，封面和序是父母給的，書中每一個章節內容精彩與否，就看個人刻劃的功力。雖然或曾歷經痛苦和磨難，但這就是成長的代價。「工作」，如同書裡其中一個章節，內容究竟是絲絲入扣精彩萬分，還是一成不變平淡無奇，就要看個人對工作的認同與投入程度。不管是遇到好的或不好的事，倘若我們都能欣然面對與接受，如此才能擁有完整而豐富的經驗累積。

感念體悟護理真諦

感謝從事臨床護理工作一路以來遇到的前輩、病人及家屬，是你們豐富我的臨床護理經驗，感謝先母的主治醫師及護理師，除了提供專業醫療照護外，更讓家父和我能以更正面的態度看待死亡，使我能重新認識護理，體悟護理的真諦，最終秉持專業知識，同時站在病家角度提供適切的照護需求。

最後，我要感謝先母一直以來支持我的臨床護理工作，或許人生的路太長，相處時間卻太短，謝謝您讓我相信：愛，從未遠離！

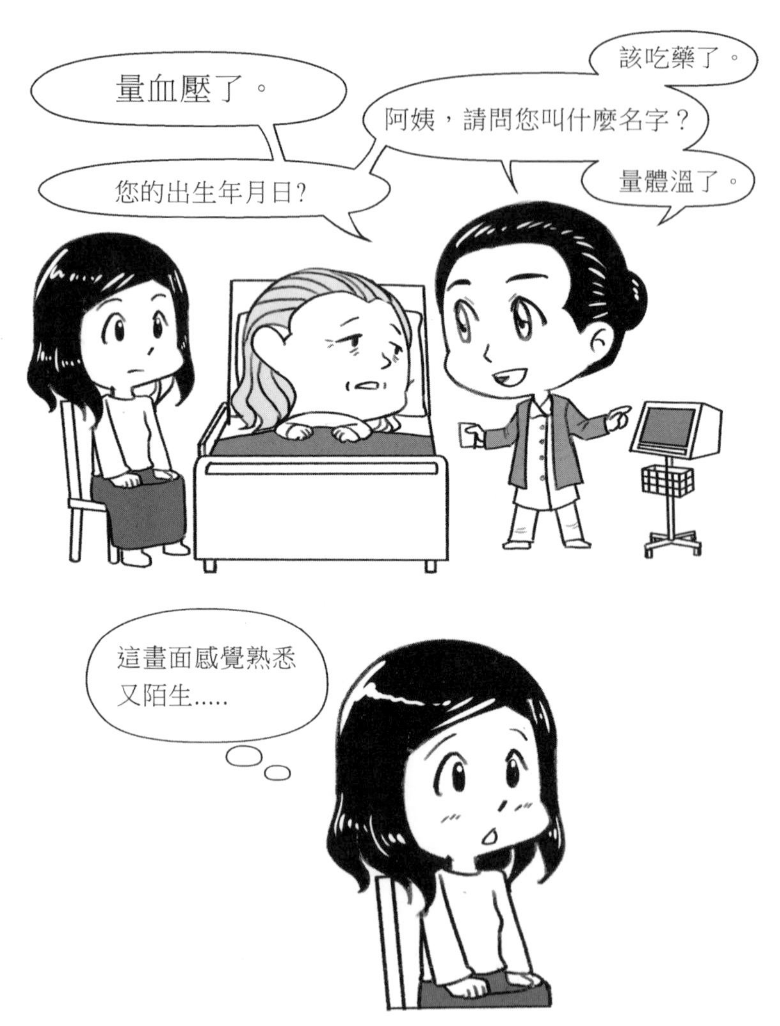

在這次的經驗中，讓我在往後的臨床護理工作中，除了照護病人身心靈外，更能關心與體會家屬的心境。

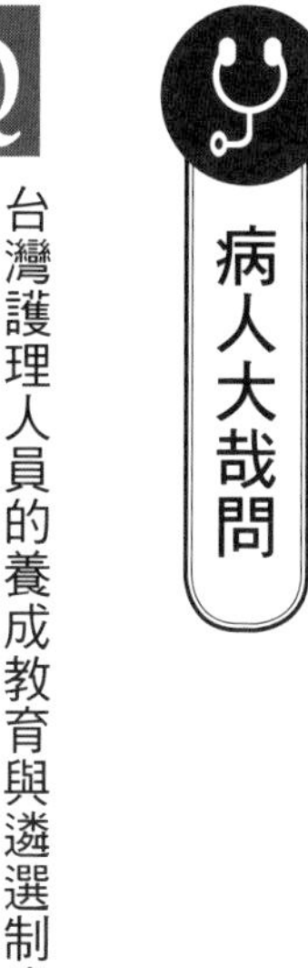

台灣護理人員的養成教育與遴選制度為何？醫院中常看許多不同任務的護理人員，大概有哪些類別、級別與職掌？

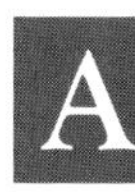
護理是以助人為導向的科學與藝術，職場中需面對生老病死複雜情境，是高壓力與高情緒充斥的就業環境，專業發展之良窳攸關健康照護品質與就醫安全。

台灣進入二十一世紀後，護理職校自二〇〇五年升格專校，養成教育學制包含大學、五專與四技，實習時數需達到一〇一六小時最低標準。面臨日益挑戰的醫療環境，多年來「大學畢業是護理師最低教育水準」一直是國際趨勢，目前國內其他醫事職類養成教育，皆已提升至大學畢業，護理界也努力推動護理養成教育的入學門檻為完成十二年基礎通識教育的學生，期望在二〇二四年能全面提升至大學程度。

護理人員的遴選條件，需具有護理師或護士證書者始可執業，護士執照已於二〇一三年停辦，現在只有護理師執照考試。台灣各醫事類均以「師」任用，各專業團體同聲呼籲稱呼護理人員為「護理師」。

醫院內護理師級別與職掌，依序主要分為：

護理師（臨床照護）—小組長（臨床照護）—副護理長（臨床照護＋護理行政）—護理長（護理行政，病房最高主管）—督導長（護理行政）—副主任（護理行政）—主任（護理行政）

由於分工日趨精細，負責病房臨床照護的護理師，也從以往的大雜科趨向以協助醫生的「專科護理師」為主，工作熟悉度佳，對於該科之認同與歸屬感也會增加。另外許多醫院也設立「個案管理護理師」，針對個案病患作臨床照護與個案追蹤管理。

當護理師變病患

簡鈺雯

是不是因為身為護理師的我們，在臨床上已看得太多，也就變得冷靜許多，無法體會病人當下是多麼的心痛……。每當病人回饋你一個微笑，一句：「護理師辛苦了！」你會知道，一切都是值得的。

從事臨床多年，一直都很用心，不斷努力學習照護病人，但直到自己親身體驗病人的經歷後，才發現，原來自己給病人的其實可以更多。

住院體會病人無奈

兩年多前，因為打排卵針產生腹水，痛到掛急診，一連串抽血、打二十號靜脈留置針……，都還能忍受，等到開始住院，才知道原來臥床是如此不舒服，即使是簡單的搖個床頭，都覺得痠痛到幾乎忍受不了，翻來覆去，幾十分鐘都躺不住，此時想到躺在床上的病人，他們的無奈……，我懂！

住院期間，我幸運又開心的懷了雙胞胎，可是接下來不穩定的狀態，使我不斷進出診間及產房多次。滿四十週時，因為子宮收縮（簡稱宮縮）又掛急診，躺在產房，裝了胎心音，從宮縮每三分鐘一次，直到漸漸緩和正常後，進到休息室，原本天真的以為打完安胎針就可以回家，沒想到，這次竟是我最後一次聽到孩子們的心跳……。

推到休息室沒多久，護理師要我臥床，不適合下床如廁，於是我坐在便盆上，感覺會陰下方有異物感，我開始覺得不對勁，家人流著眼淚衝到護理站，護理師急忙將我推到產房，我要求她告訴我發生什麼事了，但心中明白她們一定不會說，她們握著我的手，要我先不要緊張，那種專業冷靜的眼神，讓我將自己交給她們，我相信她們。

哀傷中的暖流

從護理師與醫師對話中，我聽到「BAG掉了！」此時我感受到事情嚴重性，不敢再哭，直到值班醫生來，他告訴我小孩可能保不住，當下的我哭不出來，也說不出話。他們要我頭低腳高，安胎藥已使我心跳超過一百二十次／分，雙手無法控制的顫抖，耳邊又聽到血氧低於90％，我被帶上鼻套管，僅僅是3L/min，我都覺得鼻黏膜乾燥不適，可是我知道，大家在救我的孩子！

最後主治醫生告訴我，孩子留不住了，等孩子出來後，我崩潰放聲大哭，眼看著產房護理師將圍簾拉起後就回到護理站，那時我認為，是不是因為身為護理師的我們，在臨床上已看得太多，也就變得冷靜許多，無法體會病人當下是多麼的心痛。

原來我錯了，她們忙亂中既要忍受我失控的情緒沒有任何抱怨，還記得催促醫生會診心理師前來幫忙我。待我情緒稍為緩和後，一位護理師告訴我，其實她也是過來人，而且寶寶的週數比我還多，因此當場她不敢靠近我，怕自己情緒壓抑不住影響到我。護理師握著我的手要我加油，這是悲傷無助的我，感受到的第一股暖流。

重新振作，人病己病

之後一段日子，我天天淚流滿面，甚至怪罪起自己，家人不捨，也常在護理站外痛哭，有一天卻聽到有人說：「有必要哭成這樣嗎？」，此時一位護理師走來告訴她們：「如果今天事情是發生在你們身上，也許你們就不會在背後說這些話。」

我告訴自己，回到臨床我一定要更有同理心！期間一度走不出傷痛，尋求精神科醫師協助，在家人、朋友的支持陪伴中，我休養了兩個月，過程中不斷想到很多病人們如此勇敢地面對病痛，甚至全身插滿管路，因此，我想回到臨床幫他們，我要比他們更堅強！

回到護理工作崗位後，一直記得「視病猶親」這四個字，用心觀察、體會病人的苦痛，感受家屬的情緒，盡其所能的給予協助，多一份耐心和關心，都足以讓病人感受到溫暖。

每當病人回饋你一個微笑，一句：「護理師辛苦了！」你會知道，一切都是值得的。

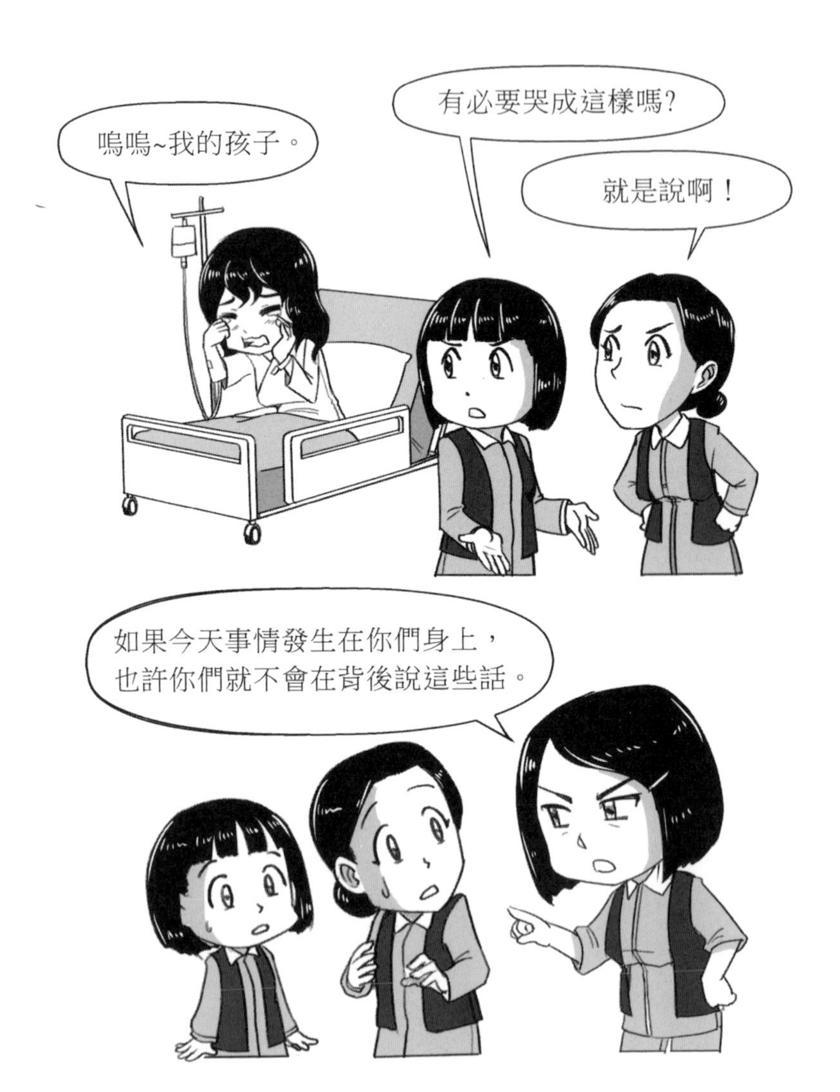
嗚嗚~我的孩子。
有必要哭成這樣嗎?
就是說啊！
如果今天事情發生在你們身上，
也許你們就不會在背後說這些話。

因為您是我的家人

沈芳吉

當醫師告訴我，手術後會插上氣管內管、尿管、傷口引流管，並在加護病房住上一晚時，我頓時如五雷轟頂，心中感到無比恐懼……。現在的我，真真正正體會到「以人為本」的真諦。

視病如親形同口號

「小姐，一百元的95無鉛汽油加好了！」正當我急著翻皮包、找遍口袋的時候，突然一隻手遞來百元鈔票輕聲地說：「先拿去用，明天再還我。」抬頭一看，原來是我病人的太太，當我感動得要向她說聲謝謝並婉拒時，她笑笑地說：「麥客氣啦，妳親像我的家人照顧阮尪哩！」，望著她的背影，我不禁紅了眼眶，三年前照護她先生的情景不由得在眼前浮現。

我從來沒有想過自己有一天，也會躺在那張再熟悉不過的病床上成為……病人。從事護理工作三十年，每當有人問我「護理是什麼？」我總是不假思索地回答：「視病如親」。但是，久而久之發現，我是為了生活在賺錢，處理病人的痛苦與呻吟只是我的工作，剛畢業的熱忱早已被每天一成不變的打針、發藥、換床單、換尿布……，磨到殆盡，直到當我自己成為病人時，我才發現自己大錯特錯。

記得以前，只要病人身上插有各種管子（如氣管內管、鼻胃管），第一時間我總是會把病人的手綁起來，即便看到他們哀怨的表情我也不會心軟，因為我知道管子被拔掉的後果（要花更多時間處理，還得寫意外事件報告），而且我覺得就算向病人說明，他（她）們也聽不懂，所以我這樣做是為病人好。

術後才知病人無助

但當自己因為頸椎疾病動手術，才了解病人的苦。記得當醫師告訴我手術後會插上氣管內管、尿管、傷口引流管，並在加護病房住上一晚時，我頓時如五雷轟頂，心中感到無比恐懼：害怕麻醉醒不過來、擔心會不會癱瘓、驚恐插管的感覺、煩惱傷口很痛等等……。這時的我，才第一次感同身受，原來病人的心是如此的無助。

當我從麻醉中醒來，發現口中插著氣管內管，那種無法呼吸、快要窒息的感覺真的是生不如死，只能痛苦的一直吞著口水，眼淚不自主落下來，更糟的是雙手被約束著，我用眼神看著照顧我的護理師，想告訴她：把我的手鬆開吧，我絕對不會拔管的！但她用溫柔的雙眼看著我說：「阿姨，我知道您很不舒服，可是為了怕您不小心將管子拔掉，所以要忍耐喔！」啊！這不就是我常常對病人說過的話嗎？當時我真的很想大聲對她說：實在無法忍受啊！這一刻，我徹底體會病人的無助、苦痛、感受及需要。

現在的我，真真正正體會到「以人為本」的真諦，我更加感謝每一位被我照顧過的病人和家屬，在您們身上我學習到很多，也因為這次經歷，我和病人間的距離更近了，近得像一家人。最重要的是，因為有您們，讓我了解護理的快樂與價值，感謝您們！我的家人。

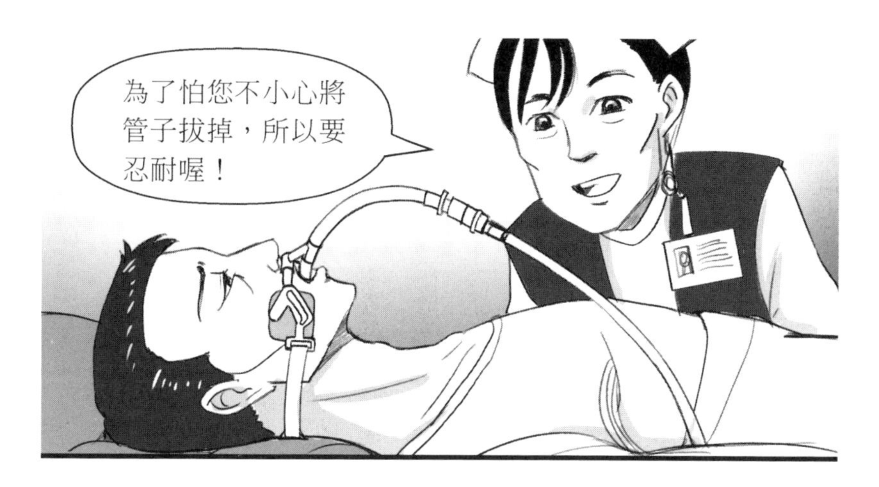

以前只要病人身上有插著各種的管子，我總是會把病人的手綁起來，我認為這樣做是為病人好。

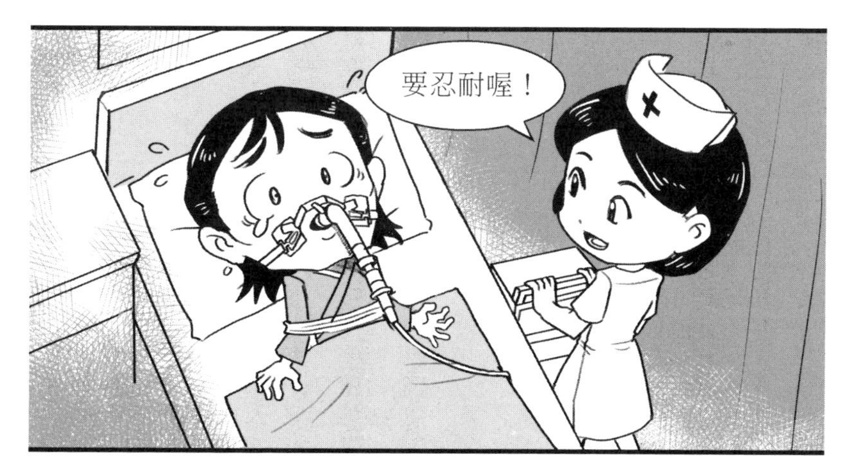

當我從麻醉中醒來，發現口中插著氣管內管，雙手被約束著，我才徹底體會病人的無助、苦痛、感受及需要。

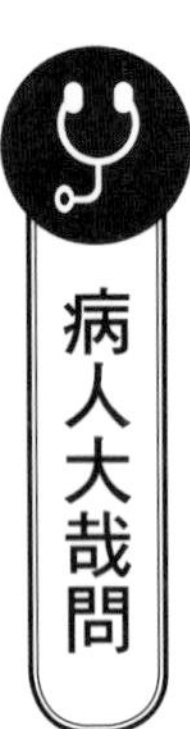

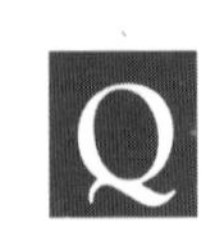

「插管」是常聽到令人心驚膽跳的醫療措施，什麼時候需要插管，何時才能拔管？文中病人又是在何種情況下，雙手需要被約束不能自由動彈？

A

聽到「插管」兩字，大家就很緊張，其實很多恐懼是出自不了解。醫療處置的「插管」有很多種，包括鼻胃管、尿管、各種引流管等，最常被討論的插管就是插入呼吸管，又稱為「氣管內插管」，將氣管內管經由口腔或鼻腔、穿過喉嚨、聲門和聲帶再接入氣管，一般會接上呼吸器幫助病人呼吸，需要插管治療的狀況多在急救時、施行大手術時，以及在加護病房因肺炎感染或病情惡化，導致呼吸衰竭的病人。

關於拔管的時機，簡單說就是查看插管的原因是否已消失。醫護人員會有一道評估程序，慢慢調整呼吸器將支持程度降到最低，再測試病人的咳痰能力與痰量是否變少，接著測試是否能不用呼吸器，當各項測試皆通過時，才可評估是否可將管子移除。

另外，醫療院所中常見醫護人員，在照護過程中對病人施以保護性約束（Protective Restraint），指的是當病人出現攻擊他人、企圖移除身上留置管路、無法配合醫療或出現自殘行為時，經溝通處理後仍無法改善，則需予以保護性約束，主要目的在於保護病人及協助醫療而執行的措施。常見的約束部位為單側或雙側手腕、足踝與四肢。

保護性約束屬醫療行為，經醫護人員評估且認為必要後，需由醫師開立醫囑，並向病人及家屬解釋取得同意後，完成約束同意書之簽署。約束其間，護理師會定期評估受約束部位的周遭血液循環，決定是否持續約束，且需視情況放鬆肢體讓關節活動，避免引發合併症。

當醫師就是家屬

夏效中

這天在護理站碰到陳主任，我以醫療團隊和家屬的雙重身分，趨前堅定地握住他的手……，醫病之間有良好互動自然產生互信，總能齊心改善患者病情。縱然患者不幸死亡，我也會和家屬互勉「盡力了！心就安了！」

親人驟逝無力回天

我沉重地宣布：「×××先生因突發性胃內血塊嗆入呼吸道，引發窒息合併呼吸衰竭，雖經插管急救一小時仍然無效，已於今晚十一點五十分過世。」話一說完，我已哭倒在床邊，因為身為主治醫師，×先生不僅是我的病人，更是我摯愛的岳父啊！

望著一旁的岳母、妻小和小舅子夫婦，內心百感交集悲傷不已。面對突發的死亡，家人們感到既驚愕又難以接受，甚至聯想到是否有醫療疏失，但為自己岳父治病，更加竭盡心力，豈容有醫療疏失發生，我兼具醫病雙方角色，又該如何自處呢？

岳父近年罹患失智症，思緒和行動都遲鈍許多，最近因右手帶狀疱疹引發神經痛，常服用止痛藥。周日傍晚，岳母打電話來說岳父在家吐血，我和妻子、小舅子趕去探視，只見他嘴角有血漬，臉色蒼白，意識尚清楚，但血壓脈搏已測不到，身為胃腸科醫師，我馬上診斷是急性上腸胃道出血併發休克。經救護車送至我們醫院急診室，檢查血紅素只有5.3（正常是13），立刻打點滴和輸血，我也緊急替岳父做胃鏡檢查，果然在十二指腸有一個既大且深的潰瘍急性出血，我盡力且費時地經胃鏡用止血劑和止血釘治療，終於把出血止住，此時血壓也稍回升，意識清楚，隨後住進加護病房，繼續輸血及藥物治療。胃鏡做完後，岳父腹部鼓脹，緊急照了X光，證實是潰瘍穿孔。

我將整個病程發展向全家人詳細說明，大家都清楚岳父的病情危險。此刻已是凌晨一點多，我急電同學也是外科主任陳醫師，排定緊急手術，先親自為岳父插上鼻胃管減壓引流，並注射抗生素以預防腹膜炎和細菌感染，所幸生命徵象穩定，陳主任也盡力以腹腔鏡手術將潰瘍穿孔處縫合，術後在加護病房觀察一天，情況不錯，血紅素上升至11.2，遂轉至普通病房，全家人都很感謝陳主任的照顧。術後第三天下午，我去探視岳父，他還對我慰勉有加，不料晚上七點多，小舅子從病房緊急來電說岳父已在插管急救，我急電陳主任趕赴病房，得知插管時呼吸道內有血塊，應是嗆入窒息所致，我也把病情惡化和急救過程告訴家人們。

醫病齊心，盡其在我

岳父的病情原本轉危為安，最後卻急轉直下，過程中我竭盡一切醫療資源，努力做好醫療團隊和家人們的溝通橋樑，家人們雖然哀傷甚至質疑，但也漸漸釋懷，妻子也對我表示支持。這天在護理站碰到陳主任，我以醫療團隊和家屬的雙重身分，趨前堅定地握住他的手，「醫病和諧」的心意不言可喻。

當患者病情無預警地惡化甚至死亡時，不時見到醫病雙方立場對立，甚至對簿公堂，醫病雙輸。行醫多年，總要求自己充分了解患者病情，願意花時間向病人和家屬誠懇地解說並盡力醫治，對其困境也感同身受，患者和家屬幾乎都能感受到醫者的用心，醫病之間有良好互動自然產生互信。即使有嚴重的併發症，我也毋須隱瞞真相，甚至唬弄家屬，醫病雙方總能齊心改善患者病情。縱然患者不幸死亡，我也會和家屬互勉「盡力了！心就安了！」

岳父的生命雖已終了，我對「醫病和諧」的信念卻將歷久彌新。

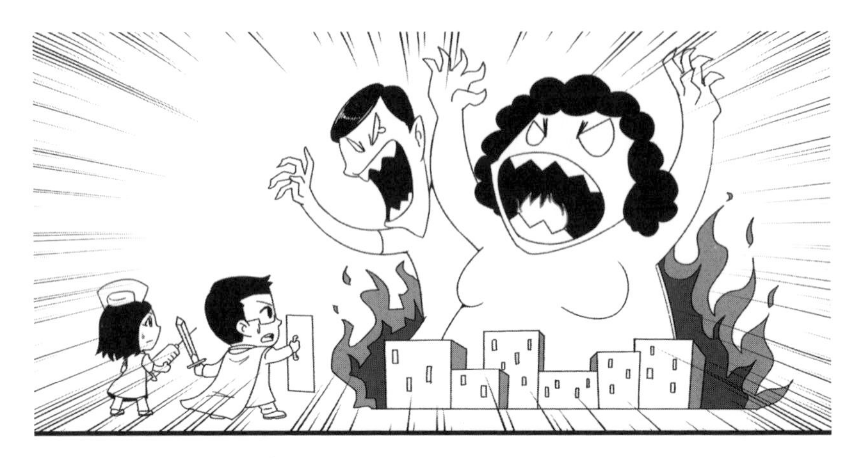

當患者病情無預警地惡化甚至死亡時，不時見到醫病雙方立場對立，甚至對簿公堂，醫病雙輸。

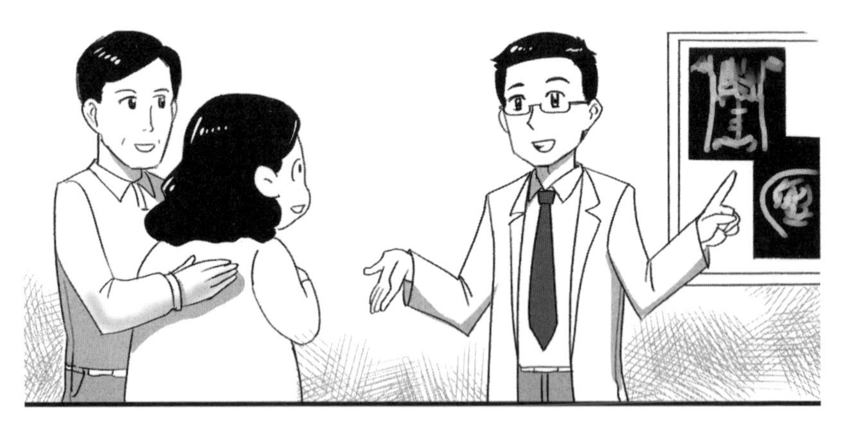

願意花時間向病人和家屬解說並盡力醫治，對其困境也感同身受，患者和家屬幾乎都能感受到醫者的用心，醫病之間有良好互動自然產生互信。

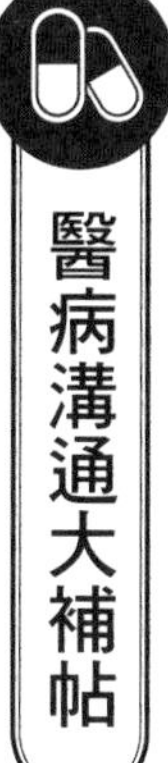

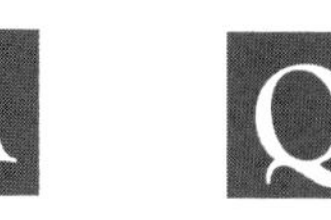

Q 當有緊急狀況時，第一個想到的就是呼叫救護車，使用救護車需要付費嗎？標準如何？有需要自行叫車時，該如何選擇合格的救護車業者呢？

A 緊急醫療體系的建立，是為了靈活運用有限的醫療資源，使緊急傷病患得以在黃金時間內，得到最適切的健康照護。救護車，便是緊急醫療體系中，攸關病人運送安全的關鍵。

救護車系統，分「一一九勤務中心派遣的公營救護車」及「民營救護車」，前者專用於緊急醫療或民眾遭緊急事故時，運送救護緊急病患。車禍意外、緊急疾病救助、意識不清、呼吸困難等生命危急狀況，可撥打一一九求助，但公營救護車有「轄區管轄」限制，原則不提供跨區服務。

民營救護車的服務範圍包括：一、運送轉診病人；二、運送非緊急醫療救護病人；三、依救護車指揮中心派遣，運送病人；四、其他經衛生主管機關指派的救護相關工作。

基於使用者付費原則，緊急醫療救護法第二十條規定：「救護車執行勤務，應依據所在地，直轄市、縣（市）衛生主管機關訂定之收費標準收費。」

換句話說，有明確的價格門檻，絕不是用喊價的。以台北市而言，除了基本的出車費（單程，台北市為八百元，每公里收費二十五元），救護人員費用（醫師費一千五百元／時，護理人員費七百元／時，救護技術員EMT費四百至七百元／時）之外，還需視每位病患的不同狀況，收取不同的醫療器材費，例如氧氣筒、抽痰用的痰管等，救護車業者都必須事先向病患家屬說明清楚。目前台北市內立案救護車共有聯安、仁光、和興、一心等四家，詳細資料可上衛生局網站查詢：www.health.gov.taipei.

名家專訪——

讓我們成為愛的出口

楊育正
前馬偕紀念醫院院長，安寧照顧基金會董事長

現在的我，不只會注意病人身心的痛苦，也會關心他們是否需要精神支持，同時能見證自身所走過的路，別人也能好好的走。我知道他和我有同樣的哀傷，因為他有同樣的付出，讓我們成為愛的出口。

惟有生命，才能感動另一個生命

二〇一八年剛好是我進入醫學院學醫滿五十年，醫學是冰冷的、靜態的語言文字，如何能變成有溫度的醫療？需要經過漫漫長路。我常問學生：我們該怎麼做才能夠提供溫暖的醫療給病人？他們往往不加思索就能回答，要有人文素養，如果再繼續問什麼是人文素養，標準答案就是「文史哲藝」。試問，只靠文學、歷史、哲學與藝術素養，就能讓靜態的醫學轉化成有人性有溫度的醫療？作為一輩子在醫療界服務的人，我十分明白，惟有生命才能感動另一個生命。

醫界不過是整個社會的縮影，當今醫病環境，滿滿的感動、感觸與感傷，三天三夜都說不盡。馬偕醫院的核心價值是以基督的愛出發，而不是創造高業績，如果沒有愛人如己的心，業績再好也沒用，這樣的價值觀出了馬偕醫院後仍應存在。醫病關係的緊繃不過是社會氛圍下的縮影，在最需要以愛服事的地方顯現出來，單單苛責任一方都有失公允。

回過頭來想想，現在的學生們為何要當醫生？我曾經在醫學院演講前，問在座的學生，你們哪些人是奉父母之命來學醫的？結果很多人都舉手。包括我在內，一開始也不是因為熱情，懵懵懂懂地成為家裡的第一個醫生。觀察現在當醫生的大概有三類：一是奉父母之命；二是隨俗浮沈，看到當醫生吃香喝辣；另有一種人是懷抱理想熱情的，例如我的一個學生，從小因為看到懷胎生子的痛苦，就立志要當婦產科醫生，但這畢竟是少數。如何讓這三類人進入這一行後，都能像我一般，從奉父母之命出發，卻終能真切體會，「行醫，是越服事越甘甜」的一條路，值得探討與深思。

從一傅眾咻到風動草偃

我覺得在這個時刻，最關鍵的就是面對大環境，醫界有心人如何能夠齊心努力以身作則，風動草偃。

《孟子．滕文公下》提到「一傅眾咻」：「一齊人傅之，眾楚人咻之，雖日撻而求其齊也，不可得矣。」如果有一個楚國人，想要學好字正腔圓的齊國語言，若在楚國讓一位齊人教他齊語，但周遭全是楚人說楚語，即使天天拿鞭子打他，要他學好齊國話也不可能。也就是說社會環境，周圍多數人的言行、價值觀，對一個人的影響非常大。醫病關係也是如此，需要能夠不斷提醒年輕學生，當以熱情行醫，不要只想從病人身上獲取利益，所有的回饋都在過程中發生了。《孟子．盡心篇下》：「君子之所以教者五：有如時雨化之者，有成德者，有達財者，有答問者，有私淑艾者。」談論一個好老師教人的五種方式，其中我認為最重要的，就是立身行道可以為典範，讓不能及門受業者追隨學習的「私淑艾者」。醫界所有人都應思考如何把自己變成角色典範，成為眾人信賴的醫療出口，是在當今的社會氛圍中可以努力再努力的。

曾國藩說：「風俗之厚薄奚自乎？自乎一二人心之所嚮而已。」特別是醫界領導者，一定要一再檢視核心價值，並一起努力，讓我們能夠移風易俗，在醫病關係上，溝通、溝通、再溝通。

與病同苦，與病同心

馬偕醫院是台灣安寧照護的先驅，任職院長時，我曾發起「One Day In Hospice」，邀請所有一級主管每人至少插一管（三管係指：氣管插管、尿管、鼻胃管，一管大多設定為插鼻胃管），住一晚安寧病房，讓主管們能體會生命終點的省思。可是主耶穌或許認為這樣是不夠的，祂讓我自己成為真正的病人，親自去走一趟。活動規劃完，邀請函剛發出，我自己卻被診斷出有淋巴癌而宣告暫停。

日本知名俳句詩人小林一茶的經典詞作：「鳴くな雁今日から我も旅人ぞ…」（雁啊，請你不要再叫了，從今天起，我也是漂泊的人啊。），最能代表我的心情。

生病後，我常在講台上對病友們說，所有的醫生專家演講時都站在你們的對面，只有我是站在你們當中。

這一路走來才發現，原來我作為婦癌專家，當過第四屆台灣婦癌醫學會理事長，但當我自己生病時，一樣要經過安寧療護創始人英國西思里・桑德絲醫師（Dame Cicely

Saunders）所說的五個階段：拒絕、憤怒、討價還價、抑鬱到最終需正向面對。現在的我，不只會注意病人身心的痛苦，也會關心他們是否需要精神支持，同時能見證自身所走過的路，別人也能好好的走。

如何加強同理心

有些人天生有柔軟的心，可以感覺到別人所感受的，有些人不是。教導新人，很多思考必須從對方角度出發，設身處地來想這件事。舉例而言，病人來門診，常會說，楊醫師，你已經是我看的第五位醫師，為何你和前面四位所說的都不一樣？我就問在場的研究醫師（四年總醫師後再當兩年研究醫師，方能成為次專科主治醫師），為何他會問這樣的問題？今天我們有什麼不一樣？我告訴他們，許多醫生看病人，都在想這位病人需不需要手術？我們卻應該想這個病人可不可以不必手術？觀念的改變，結果可能一樣，但出發點完全不同。請想像這位病人是你的姐妹、親人，就會去思考如何可以不要手術了。同理心，就是我們掛在嘴上的「視病如親」，或是站在對方立場思考，如醫界先賢孫思邈在其《千金要方》〈大醫精誠〉所說的「見彼苦惱，若己有之。」

安樂死之省思

探討善終議題時，我抱持兩個意念：

一、生命的終點是我們最終的學習，死亡是人成長的最後階段，理解如何面對生命，這一生從何而來、所為何來、要去何方？追求善終，更以惜生。

二、作為醫療人員，特別是安寧照護部分，當看到社會上還有人要求安樂死時，當意識到二〇一六年世界安寧日的主題：「活在疼痛與死於痛苦中，不應任其發生。」（Living and dying in pain, it doesn't have to happen.）當我們聽到還有人想安樂死，就表示他一定有痛苦還未解決，這是我們不能逃避的責任，但且讓我們牢記，我們當然應該尊重生命，但是我們豈能奢言尊重生命，以為滿足自己尊重生命的德行，卻忽視人的痛苦！

在面對安樂死議題時，重點應放在社會大眾心智模式如何改變（change of mindset），如何正向面對生命起落。達文西說過：「我以為我在學習生活，其實不是，我是在學習死亡。」作為基督徒，若一切回歸聖經來看，在創世紀中，神給人的不只是生命，pro-life，祂也給我們選擇，pro-choice，兩者都是神給我們的。

醫療人員的靈性耗竭

最後要分享的是醫療照顧端的供應者（healthcare giver）本身也會面臨的靈性耗竭。在投入心力照護病患過程中，一再的挫折受創，哀傷無法排解，時間或許能使我們的傷痛減緩，卻不是完全消失。

一位我曾經照顧過五、六年的周小姐，當她最後在走廊，以喘息的聲音在我的耳旁說謝謝和道別時的畫面，每次想起就想落淚。如今，她並沒有從我心中離開，她的感謝使我能夠繼續燃燒，而她臨終的痛苦也仍然是我今天的痛苦。

二〇〇〇年時，我帶領婦癌科六位訓練學員去加州參加美國癌症醫學會並參訪六個醫學中心，返國前到景仰的婦癌專家里奧・拉加西（Leo Lagasse）家中接受款待，餐後我以這個例子請問老教授：像這樣的病人，走過這樣的照顧，最後我自己都無法處理這樣的哀傷，又如何去教導這六位學生未來要用愛來做醫療？

霎時，老教授眼眶泛紅，眼角有淚珠閃爍，我知道他和我有同樣的哀傷，因為他有同樣的付出，而他的回答不言可喻：「讓我們成為愛的出口！」

名家專訪——

同理與溝通，醫療心未來

王志嘉

三軍總醫院家庭醫學科主治醫師、台灣醫事法律學會理事長

同理心是強調「反思」，反過來思考。我感覺調解，真的是心靈溝通，不以成敗論英雄——台灣的醫療糾紛和國外模式不同，大部份都是因為溝通不良所造成的。

醫病緊繃主客觀因素

現今醫療環境緊張且常見爭議，主要來自於：

一、病人自主權利。整個台灣民眾自主權利意識逐漸提升，這是一個國家發展、時代轉變的正常現象，不只是在醫界。國民自主性提升，相對專業所受重視減少，以前醫生很權威，說的話別人不敢挑戰，現在則會追根究底。問題是醫療專業度高，若病人自主性過大，醫療專業無法彰顯，長期就會起衝突。

二、科技進展太快，溝通時間變少。以前科技沒有這麼多元時，醫生可以和一個病人講比較久，現在用電腦開單，又強調快速，如我看診時懷疑病人有肺炎，開完單去照X光，從病人坐好給他單子、起身出去做檢查、很快可以看報告、再進診間重新插卡，很花時間，感覺與病人溝通時間不太夠，自然容易有誤解發生。

以我來說，一個早上三個半小時，可以看三十到三十五個病人，這是我的極限，平均一個病人六分鐘，不算太高與太低。我可算是很重視醫病關係的醫師，但還是覺得有時無法和病人溝通得很完整。以往醫院評鑑曾訂一個病人三到五分鐘，後來也不敢這樣訂，因為增加不了多少人，強調以病人滿足最重要。

三、社會懷疑文化高漲，醫病雙方信賴關係不足。

四、健保制度。健保帶來便利與實惠，讓民眾認為這是他的基本權益，對醫藥體系造成很大影響，促使民眾輕易動輒就醫。曾經有統計指出，台灣每天醫療服務門診量是一百萬人次，病人平均一年看診十二至十五次，是其他國家一倍以上，醫務人員工作忙亂繁重可想而知。

覺察、溝通、反思

所以，要有良好的醫病關係，首先，醫生敏感度要夠，要能夠覺察。我常告訴學生，一個病人來，你有敏感度，和他建立信賴關係就很快。看病的主體雖然是病人，有時與家屬一起來，家屬站在後面會很無聊，你就需要花兩倍時間，一要滿足病人需求，一要照顧後面的家屬。

以前我的老師曾分享一個例子，他媽媽很信賴醫師，但他在後面就很想打醫師。如果病人有信賴感，醫師說話可能就很權威，但家屬聽起來就不以為然，反之如果把主體放在家屬，對病人也不公平，兩者要拿捏平衡。

其次要有好的溝通技巧。一開始當然是和病人講醫療專業，可是如果已經看診很久，很瞭解他，他也信賴你，就可以跟他聊風花雪月、社會的事，讓他覺得你關心他的生活起居，醫病關係就會更好。

一些溝通上的小技巧是很重要的。比方說，病人來的前三十秒到一分鐘，我一定不會去打電腦，先看著他，遠比你邊看邊打兩分鐘要來得好。有時我們背著包包要去看門診，在病房遇到病人家屬詢問病況，若是直接就背包包講十分鐘，病人家屬可能沒感覺，認為你急著要走，但如果你搬把椅子坐下來聊三分鐘，情況就不同了，家屬會覺得你很關心病人。當然，這也是我行醫二十多年後才有的體會。

第三要有同理心，這講起來容易，實行很困難，一定要設身處地在他的角度上才可以，就像本書第二部所列的徵文作品，醫護人員直到變成病人後觀念才會改變，因為一個人很難想像另外一個環境。同理心的培養，當然要仰賴每位醫護人員的社會與行醫經驗，還有天份存在，我個人則覺得同理心是強調「反思」，反過來思考。

曾經有學生問我，他的親人病情已經是末期，家族在討論是否要拔管，但出現感染後控制住還是救得回來，掙扎著無法做決定。我就問他，想像你自己是這位病人躺在病床上，你希不希望這樣躺著？先這樣想像，再來考量，親人過世後我是否能接受？去思考這兩個層次，想久之後就會有答案。有時病人家屬堅持要做我們認為對他不好的處置，又無法說服他，就會建議他想一下，如果你是病人，希望對家屬隱瞞病情嗎？希望家屬這樣對你嗎？當下可能不會想到這些問題，但若能讓他們有時間反思一下，就能慢慢走到與我們醫療目標相同的方向。

建立基層醫療溝通關懷機制

近年來由於醫療爭議訴訟案件增加，不但司法機關負荷加重，對於涉案的各方，也都承受相當大的身心靈壓力，長期來說，非常不利於醫療體系的發展。

衛生福利部規劃推動多項措施，尋求醫糾訴訟外的處理機制，希望緩和劍拔弩張的醫病關係，先於二〇一三年起在每年的「醫療區域輔導與醫療資源整合計劃」中委託地方衛生局，輔導轄區內醫療機構成立醫療糾紛關懷小組，因地制宜發展不同醫療爭議事件關懷模式，降低醫療糾紛案件數；進一步於二〇一七年委託辦理「醫療爭議處理品質提升計劃」，由我擔任此計劃主持人。

關懷溝通，是「醫療爭議處理品質提升計劃」的核心主軸。醫療爭議越來越多，小至費用大至病人傷害都有，從中發現醫療體系還有尚待努力之處。在都會區，大多數醫院都已建立處理糾紛管道，比如說在網路上可以找到三總的申訴信箱資料，打電話到醫院總機就有人可以處理。

但是在基層醫療就不同，假設病人到某某診所看診，對醫生非常不滿向他抱怨，有些小事情可以幫忙處理掉，但萬一發生醫療糾紛，醫生想和病人談找不到一個場所，病人想和醫生談也是如此。長期以來基層診所的醫糾幾乎沒有處理管道，一有爭議就進入衛生局。衛生局是處理調解，沒法從事關懷，但許多糾紛往往只是來自於情緒與內心感受的問題而已。本來沒有太大爭議，一直沒有好好處理，等進到衛生局，調解委員是中立角色，只能聆聽，不能強勢介入，直接進入調處，少了溝通關懷的程序，自然不容易達成和解。

因此，衛福部這套計劃最主要是要建立基層診所及地區醫院的溝通關懷機制，想在基層由縣市醫師公會擔任窗口成立關懷小組，因為醫師信賴公會，再者，有一個場所。不過比較麻煩的是民眾不一定信賴公會，目前仍存有兩派看法，有些認為公正，大部份則認為公會是代表醫師。

溝通關懷與協商調解，雙軌進行

我們在設計上有雙軌，一是溝通關懷，一是協商調解。當有糾紛發生時，在病人同意或主動申請下，醫師公會就有人去關懷他，有些不太複雜的問題很快可以處理，實際上就有很厲害的總幹事，一通電話與病人溝通就把事情擺平了。第二就是經過人員關懷後，有心靈接觸，清楚知道病人訴求何在，也知道醫師的想法，適當時機就找雙方到公會來，由醫師、律師擔任雙調委，醫師信賴醫師，病人信賴律師，透過此雙調委來與醫病雙方溝通。至今進展得較活化後，除了在醫師公會，也會和衛生局合作，有時在公部門場所進行調處可以增加公信力。

「醫療爭議處理品質提升計劃」第一年計劃是前置籌備期，首先與各地醫師公會連結，目前已與七個醫師公會合作，中彰投、雲林、高雄與台東都有，實屬不易，雙方都要能夠信任與理解計劃內容。

其次是溝通關懷及調解人才培訓，需要兩種技巧，一是心靈關懷層面，一是調解技巧，如何掌握氛圍與節奏，如何撰寫和解成立書，若內容不夠詳細反而製造糾紛，哪些可執行不可執行，文字如何表達、錢要如何交付等等，都是學問。

訓練講習與實作是兩回事，我曾做過兩整天的溝通關懷培訓，拿到衛生局發的證書，但當我真正從事此工作，前三個月都不知道要說什麼話，病人講完，醫師講完，我就結束了。現在已有兩三年經驗，比較知道如何去協商，但還是需要基本訓練。未來我們還會協助衛福部編印培訓教材，開拓多元優秀師資，希望逐步推廣建立醫療爭議調處人才庫。

我感覺調解，真的是心靈溝通，不以成敗論英雄，最高的境界就是病方是哭著進來、笑著出去；雖然與醫院之間的恩怨還沒有弭平，調解尚未成功，但是內心已得到平靜，還會對你道謝。

換位思考的醫病溝通

我在念完東吳法律碩士後有一段時間很沮喪低潮，覺得醫療環境很惡劣，每天行醫面對病人，病人也很負面，後來發現負面情緒會影響，本來沒有糾紛都會變成糾紛。念了博士並開始教學後，這七、八年開始有正向的力量出來。最大的正能量，是從參與調解工作中產生。以往長期訓練只看到醫療面，完全不知道病人怎麼想，沒法同理；但在調解時面對病人，不覺得他是講假的，也不覺得純是為了要錢或來找碴，比較會心平氣和站在病人的那一面。

有一回邀請某基金會創辦人演講，在講到關懷調解時掉眼淚，當時我如坐針氈，心想是否要遞衛生紙給他，這時護理師從後方給他，他頓時破涕為笑，同理心，真的是有效。

未來的醫療真是要靠溝通與同理心，以往覺得是口號，現在覺得別無他法。台灣的醫療糾紛和國外的模式不同，國外都是需要知道真相、道歉與補償，台灣則可能因為大環境使然，讓前端的醫病溝通無法踏實，大部份都是因為溝通不良造成。常常是手術前醫生講得不夠詳細，也許可以不用挨這一刀，因此在調處時會比較同理與同情病人。

當你只站在醫師角色無法同理病人，無法瞭解其實病人的憂慮是很正常的，我們往往會陷在局中，要跳出來才有辦法。我有一個外科醫師同學想要植髮很久，兩年來聚會時不斷詢問另一位植髮醫生種種細節，問東問西快一小時，結果還是無疾而終不敢行動，可見當醫師變成病人時，就和一般人沒兩樣。

醫師成長背景中往往是打順境牌，但要能打逆境牌才是比較成熟的。這幾年教學，強調同理心最重要是放過自己，對病人會有意外的好處。因為同理心中沒有氣，就能促進醫病和諧，碰到無理取鬧者就想他天性如此，不是我們的溝通問題，也就放下了。另一方面，這個病人也會覺得醫師態度很好，以後反而常來看診，和諧往往是一念之間。

名家專訪──

在病人需要上，看見自己的專業與價值

黃光琪 台灣護理學會專業發展組組長

護理人員的難過讓家屬知道也沒關係，反而可以使家屬感受護理師是關心我們的，護理本就不只是狹隘的照護病患生理問題，應該有更多對人的關懷……。千萬不要低估自己，一個小小的舉動，就可以產生大大的影響力，不只是病人，家屬感受尤其深刻。

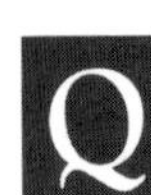

護理人員經常面對生離死別，適合在病人與家屬面前宣洩自己的情緒嗎？是否會影響專業判斷與處置？

A

依我個人經驗分享，護理人員各有不同背景經歷，心理成熟度不一，臨床遇到狀況的大小，對其情緒衝擊自然也會不一樣。對一位新手護理師而言，第一次面臨病人的情況，她的表現，有時處理方式不一定會很好。但隨著經驗多了，自己會有一些內在整理，一點一滴累積，以後慢慢就會知道如何表現得宜。

再者，護理人員會有何種情緒產生，和照顧病人的時間也有關連。如果只有幾天，縱然他往生了，可能會比較冷靜。但，如果臨床上遇到照顧病人的時間很久，或反覆住院多次，雙方可能真的變成像朋友一般。病人或家屬常對我們噓寒問暖，萬一當某一天病人走了，任何人都會非常難過。年紀輕輕的病人沒法治療過世時，會覺得特別難過，偶爾也會眼眶泛淚、心中悲傷，但是大部份護理人員不太會失控，其中護理長扮演很重要角色，對於部屬的狀況要有敏感度，預期護理師可能將無法面對處理某些狀況時，就會調整工作緩和護理人員的情緒，請別人來接手。

個人覺得護理師的情緒宣洩不是不可以，有時候甚至是必要的，只要別太失控就好。護理人員的難過讓家屬知道也沒關係，反而可以使家屬感受護理師是關心我們的，護理本就不只是狹隘的照護病患生理問題，應該有更多對人的關懷。

比較需要用心學習的是，除了自己難過外，還要扮演關懷別人的角色，這是很不容易的。

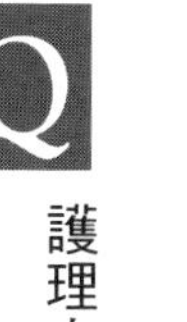

護理人員每日面對身陷苦痛的病方，想必壓力很大，醫院如何協助新手護理師進入狀況與建構支持體系？

A

這方面現在已有很大的進展，以往我們一畢業都是直接到病房，跟著學姊就動手做事了，現在則是針對取得護理師證照後的新任護理師安排兩年期訓練制度，到醫院工作後院方會安排工作，滿三年比較資深的臨床指導教師擔任帶領人，儘量安排固定老師，取得教師資格才能帶新人。同時，教師也要學習如何當老師，如何去教新人。

經過這樣的歷程，可以有效讓學校所學與醫院實作順利接軌，以往新手護理師感覺落差太大，如上班後照顧病人數，比起實習時多數倍，這制度實施後發生「現實休克」適應不良的情形就減少許多。

護理師彼此之間的情感大都很融洽，病房經營是一門藝術，病房內護理師形同姐妹相互支持，每個病房都有不同的組合，有的氣氛和諧歡樂就像一家人，當出現難過場面時護理師們也能伸出援手互相幫忙，很良性的文化。

新手護理師亟需學習典範，當她不知所措時，若能有一角色模範（role model）供她參考，看到學姊如何去關懷家屬，學到了就是自己的，將來面對此情境時，就知道如何去運用。

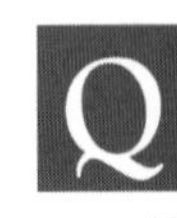

媒體常報導護理人員有過勞現象，您觀察目前的工作處境現況如何？應該作何努力不致讓護理人員流失？

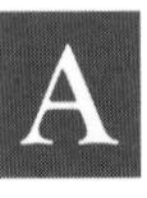

第一、醫療科技日新月異進步快速，治療方式十分多元，現在臨床上病人疾病嚴重度越來越高，過去某些疾病可能還沒能好好治療人就走了，但是現在則會用很多方法或儀器治療它或是延長生命，因此也需要花更多人力心力去照護病患。

擔任護理長行政職前，我曾在心臟外科加護病房工作，一直有新知識技術可以學習感到非常開心，也曾經參與魏崢醫師醫療團隊的心臟移植手術後病人照護工作，在當時這項技術是獨步亞洲的，試想照護一個心臟移植病人要耗費多少人力？後來又有將體外循環機（俗稱葉克膜）等機器，用在病人身上治療或延續生命，那又要花多少人力與心力？這些都是古早時期尚未出現的技術，以前不會用此方式延長病人的生命。

第二、台灣醫療水準十分先進，在不斷追求品質的動力驅使下，醫療分工越趨細緻化，工作也無形增加，比如說醫護人員被要求提報很多事，文書作業因此大幅增加：準備各類醫院評鑑、分析資料做統計報表，異常事件通報等，都需要整理很多資料，繕打文字書面報告，點點滴滴累積起來就相當驚人。

第三、現今護理人員角色非常多元，和以前多半只是在病房執勤，或是垂直往上擔任行政主管職不同。現在負責的角色很多，如，專科護理師，當初是因為住院醫師不夠，需要有醫師助理，但助理只能執行輔助治療行為，後來為此而立法；又如個案管理師，有的在腫瘤科病房針對癌症病人治療追蹤記錄與個案管理，專門負責溝通聯繫協調，這與在病房內打針發藥執行護理工作，照顧十個病人不一樣。

個案管理師對於其所負責的個案狀況很清楚，對病人好處則是有一個能夠整合治療相關資訊的窗口，現在很多醫院不同類型的科別，有需要的話就會發展這個角色。另外還有如感染管制護理師，醫院評鑑中有規定多少病床數以上，必須設置多少人數。護理人員具有善體人意吃苦耐勞的特質，又有專業知識，您可以詢問醫生，當他要找人來做事時，最想找的是誰？答案當然就是，十八般武藝都會的護理師。因應時代腳步前進，護理人員的角色自然不斷拓展，任務越來越繁重。

努力方向：

一、減輕工作負荷：

依現行醫院評鑑的標準所訂的護病比，在當時環境下或許可以，但是隨著病人疾病嚴重度增加，是否也應該有所調整？為了想要提升照護品質，減輕護理師工作負荷，我們想要降低護病比到1:7，但經營者有成本壓力，產生拉鋸戰，總體而言，目前評鑑標準尚未達到我們的期望，希望繼續努力。

臨床工作項目十分繁瑣，應積極推展護理輔助人力照護模式，減輕護理師工作量，減少工作逾時情形。

二、提高薪資待遇：

護理師薪資待遇在多方努力下已逐年調升，護理師起薪不錯，醫學中心底薪四萬五起跳，規模小的醫院多半也有三萬五，另外還有夜班費及包班獎金，三節與年終福利都有。少子化趨勢下，許多學校不容易招到學生，但護理科系並沒有顯著減少，大家畢竟知道護理是專業有一技之長，因此期望醫院也應提升護理師的薪資待遇。

三、提升專業地位：

護理人員應自我期許持續提升專業品質、擴展專業領域，社會大眾也應強化教育，改變消費意識高漲下，把醫療視為服務業的錯誤心態。

對於現今的護病關係，您觀察到什麼樣的改變，有沒有特別感觸？

A

和以前有很大的不同，一九八〇年代剛畢業時，感覺病人與家屬都聽醫生的，非常尊敬與遵從醫護人員，配合度很高。隨著時代進步，個人意識抬頭講求權益，加上大家把它視為服務業，造成消費者不適切的期待，這是非常偏差的觀念。醫護人員提供專業照護病人，和飯店或是其他服務業性質截然不同，但民眾若抱持這種看法，凡事都要求完美，醫病關係就變為緊張。

在醫療現場，有幾點現象特別感觸良深：

一、**不是所有照顧病人的事都要由護理人員負責**。有家屬覺得病人住在醫院，護理人員要全部照顧，有時家屬常常坐在旁邊若無其事，當病人有事時，家屬不是跑到護理站，而是把紅色緊急鈴當作是服務鈴叫人鈴。其實有些病人的基本生活照顧等事情，是家屬可以幫忙的，畢竟病人是你自己家人，把照顧家人基本工作全推給護理人員，我覺得這樣很不適當。

二、**對醫生和護理人員應同等尊重**。自古至今病人都比較尊敬醫生，對護理師有時就呼來喚去。試問，誰不想一次把事情做好？看到媒體報導，有時病人血管很難打，家屬在旁邊變成監督者，一沒做好就開始指責不是，甚至威脅一針就要好，多打幾針就發飆。大家應該要有同理心，人人都希望儘快把事情完成去做更多的事，但有時難度實在很高，有人久病已經沒有血管可以打，或是小小孩打針難度更高，應該互相站在對方立場體諒，醫護人員不會故意要傷害你家人。

三、**病人病情變化有時無法預知，醫師護理人員不是神**。當病人發生緊急突發狀況時，家屬會不能接受，但其實當下醫護人員也會很錯愕緊張，會急著設法搶救，但有時家屬不明就裡，一味指責我們一定有疏失，真的讓醫護人員很受挫。還有就是暴力事件，這幾年整個社會情緒高漲，很容易發生罵人打人事件，不只在醫院，學校也是，而在醫院往往比較不會對醫生，多半會對護理人員，這樣的傷害實在很大。

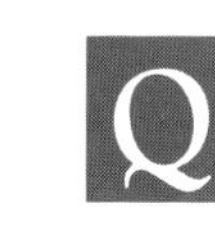

長期投身護理生涯的感想為何，對於現今第一線的護理人員有什麼話要說？

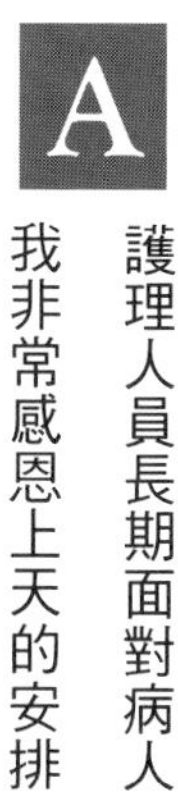

護理人員長期面對病人，真的需要具備關懷特質與服務熱情，才能持續在工作崗位上。

我非常感恩上天的安排，讓自己能有機會從事這麼神聖的工作，在病患處於人生最無助的低谷時期，能夠當他們生命中的天使。

想對新一代的護理人員說的是，千萬不要低估自己，往往一個小小的舉動，就可以產生大大的影響力，不只是病人，有時家屬感受尤其深刻，他們心力交瘁照顧家人，但往往被忽略，此時若有人適度關心他們會覺得份外溫暖，也才會有動力繼續照顧家人。德蕾莎修女曾說：「愛，是在別人的需要上看見自己的責任。」我覺得我們護理人員是：在病人的需要上，看見自己的專業與價值。

第三部

安寧、善終與病人自主權利法

推動病人自主權的意義，不只是醫療與政策的改革，這是一場以愛為出發點，關懷生命善終的社會運動。每一個人在努力為社會謀求幸福快樂的同時，也要深化生命意義的探索，省思生命尊嚴的保護，學習生命最後一哩路的規劃。

當你心中有數，了然於胸，面臨生命終點的關鍵時刻，你能實現四道人生（好好地彼此道謝、道歉、道愛、道別），更能從容告別世界，為至親、家人、朋友留下美好的祝福，死亡將是再創生命高峰的契機。

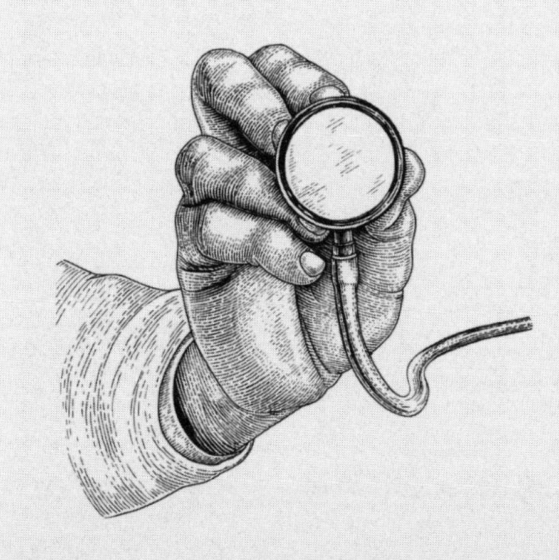

最後的陪伴

林慧婷

「護理師，謝謝妳，即使我爸爸過世了，妳仍對他那麼溫柔，讓他在死亡面前保持尊嚴。」這句謝謝，我至今銘記在心，作為我支撐下去的動力，人一生的生老病死，我們都參與其中，這是一件榮幸的事。

有人曾問我：「工作環境如此辛苦及不安全，但妳卻笑口常開對待病人，讓妳繼續待在臨床的動力是甚麼呢？」回想過往，支撐我待下去的原因，往往是出自於醫病間的正向回饋。

病護一家親

五專畢業後進入臨床，想成為一名有能力的護理師，在亞東醫院心臟內外科服務。心臟病病人常反覆入院，遇到曾經照顧過的病人，彼此間像朋友，也像家人般噓寒問暖。剛成為菜鳥的我，遇到一名預計施行第二次心臟瓣膜置換術的病人，他是名男性，我以「阿伯」稱呼讓他備感親切。因為長期洗腎且合併心臟衰竭，開刀後症狀沒有改善而常常入院，阿伯對自己的無力感及家屬的不耐煩，使得我在照顧個案的過程中，常聽見他們在爭吵，我也多次介入調解，與他們分享自己的經歷，同時提醒他們：活著，是最大的希望。爾後，他們慢慢地接受醫療是延長生命，或許無法完全痊癒，但可以為提升生活品質努力。

住院一個半月期間，他們把我當作自己的家人，常常跟我分享阿伯年輕時的趣事，談笑間彷彿看見他年輕時意氣風發的樣子。記得阿伯出院那天，我打趣地說：「是拜拜，不是再見，要好好照顧自己，別再回來看我了！」依稀記得他揚在嘴角的笑意，跟我揮手道別。

最後的溫柔

最後一次見到他，是我進入臨床滿一年的時候，這次阿伯因為心臟衰竭產生的肺積水再次住院，看起來好疲倦，但仍勉強的對我笑說：「護理師，我又進來看妳了，還記得我嗎？」我當然記得你，記得你出院那天揚在嘴角的笑，道別就像是昨天的事。阿伯的臉色跟我以往看見疾病走到末期的病人很像，但我仍向他打氣說：「阿伯，你開了三次刀，撐過大風大浪，這次一定要撐過去。」因為心臟衰竭屬於末期不可逆的心臟疾病，有時會叫人措手不及，因此阿伯和家屬達成共識，簽立了「不實施心肺復甦同意書」（DNR），希望讓自己的最後一程走得自然而有尊嚴。

那天，阿伯從嗜睡中醒來，對於身邊家屬及醫療人員的加油聲回應：「好，我會加油！」當時阿伯的精神及生命徵象都呈現好轉，我感到開心，心想這關撐過去了，但沒多久，同事們推著心電圖機到阿伯病房……，阿伯走了，離開我們到另一個無病無痛的世界了。聽覺是最後消失的感官，在幫阿伯做臨終護理時，我保持專業態度，輕聲的告訴他我所做的動作，如：移除管路、穿衣等，我相信他聽得到我所說的，也鼓勵家屬和他說話。

移除管路的過程中，家屬握住我的手，眼神哀戚地說：「護理師，謝謝妳，即使我爸爸過世了，妳仍對他那麼溫柔，讓他在死亡面前保持尊嚴。」這句謝謝，我至今銘記在心，作為我支撐下去的動力。

悲欣交集護理情

過去，我們總盡力向死神搶時間，即使忙得筋疲力盡，或許也換不來一句感謝的話，因為患者及家屬對於現代的醫療已經神化，認為開刀或吃藥疾病就會痊癒，不接受除了

「康復」以外的可能性。醫病關係不只侷限於醫療行為，還有心理與靈性，協助家屬陪伴病人走完人生的最後一段路，極其重要。

護理是件偉大的工作，人出生時，我們喜悅的迎接他們，紀錄這珍貴的時刻；人逝去時，我們哀悼並陪伴他們，給予細緻的遺體護理，為這一刻留下歷史。人一生的生老病死，我們都參與其中，這是一件榮幸的事。

因此，我以身為護理師為榮，也感謝過去及未來，給予我支持的每一個人。

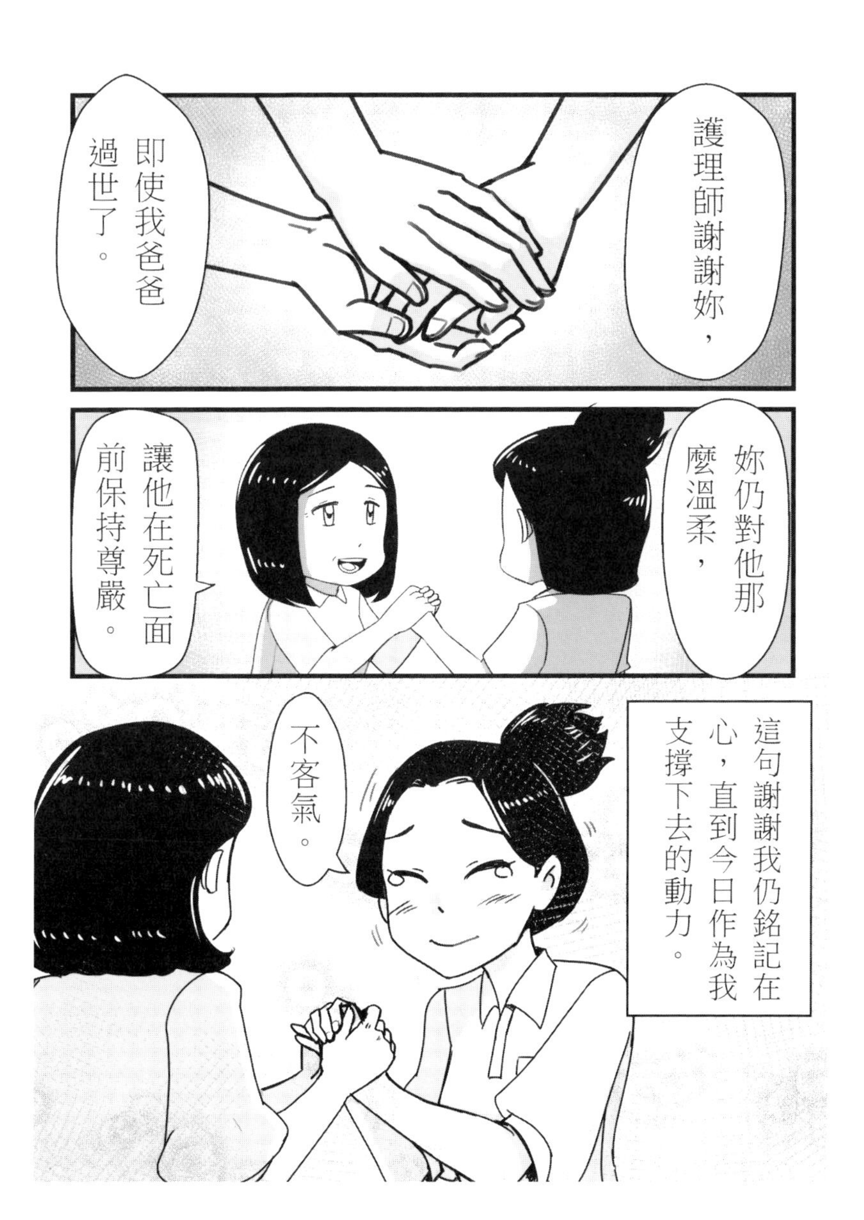
護理師謝謝妳，
即使我爸爸過世了。
妳仍對他那麼溫柔，
讓他在死亡面前保持尊嚴。
這句謝謝我仍銘記在心，直到今日作為我支撐下去的動力。
不客氣。

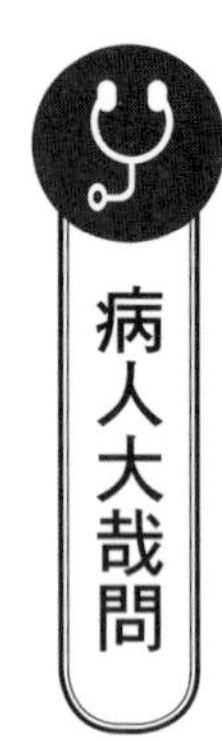

心臟瓣膜置換術適用於哪些病人？開心風險是否非常高？

A

心臟分為四個腔室，心房與心室及大動脈間有瓣膜以維持血液單一方向流動，配合心臟肌肉的收縮及規則的心臟跳動，大家各司其職，心臟就能發揮幫浦的功能。

當瓣膜發生病變或老化鬆脫，就會有瓣膜「逆流」或「閉鎖不全」問題；或是瓣膜沾粘、鈣化，無法順利打開，就會有瓣膜「狹窄」問題；以上都會使血流在心房心室間來回流動，造成心臟負擔，呈現心臟衰竭的症狀。

瓣膜性心臟病的外科手術治療，主要以瓣膜修補或置換為主，所謂瓣膜置換手術，是將病變的瓣膜剪下，換上新的人工瓣膜，選用的瓣膜分機械性及生物性（豬、牛）兩類。

許多人擔憂開胸動心手術，遲遲不接受治療，事實上醫療進展日新月異，除傳統開心手術外，微創傷口、達文西等手術已成為治療新趨勢，醫界呼籲有相關心臟問題的患者不要拖延，及早就醫治療。

鄭重老師，珍重

熊宜真

信中，「鄭重老師」很感念我們幫助他做死亡前的準備，讓他與妻子能夠找到面對死亡的勇氣與方法，使得他在最後的路上，感受到他不是一個人，這樣的結局每天都在醫院中上演，每張病床都是一個感動人心的生命故事。

強忍痛苦的微笑

第一次見到他，是從急診推床上病房的病人，由於那雙手腫脹得不成比例，著實讓我嚇到了，床上躺著的是個年輕男子，竟還能微笑並點頭向我打招呼。依照之前電話中急診交班形容的狀態臆測，這個病人應該已經疼到不行，腦中浮現他住進病房後，一定就會吵著要找醫師，或者是要我打止痛針的痛苦畫面。

我快速地完成評估及所有文書作業後，得知他是位補教業的知名數學老師，學生們都叫他「鄭重老師」。

強忍著雙手明顯的腫脹疼痛，老師仍一直嘗試著配合我的監測及評估，看似平靜又禮貌的一一回答我的問題，但我注意到他因為疼痛的刺激而出現的抖動，滿頭大汗且呼吸急促。隨後到他身邊的是與他相仿的美麗妻子，她小心翼翼地協助病人移動身體及熟稔的照護技巧，也讓我的心著實疼了一下，原來妻子正長期照顧罹患胃癌的父親。

後續的檢查及多項抽血報告，並沒有讓正值事業與家庭高峰，又年輕具有健康體格的他輕易逃過這次考驗，診斷結果是鼻咽癌第三期合併轉移肝臟及多處淋巴結。

勇敢深情面對告別

自此之後，兩夫妻正向積極的面對治療，配合醫院化學與放射治療長達兩年，病後第三年，他接受肝臟腫瘤切除手術治療。

這三年來，病房同仁和夫妻倆一起面對治療帶來的感染、血球低下、皮膚黏膜嚴重灼傷等問題，他們樂觀積極爭取治療的任何機會，一路以來真誠面對彼此，珍惜相處的時間，相互體諒尊重，單位每位同仁都深深感動及不捨。尤其是鄭重老師，在治療空檔中繼續返回教職，隱瞞著自己的病情，指導即將參加考試的學生們，就怕影響學生的心情及成績。

手術治療後預後不佳，病況一路下滑，最後的四個月裡，我們嘗試協助病人與妻子做死亡前準備，導引病人與家人互動討論觸及死亡的議題，夫妻倆表現出少見的成熟及面對死亡的大勇。隨後，老師與妻子計畫起自己的喪禮，一起將彼此相識相知到結婚的照片製作成一段影片，也將病人最喜愛的教學及學生放入影片，鄭重老師還自行錄製影音及卡片，向學生、同事、家人告別，最後特別為妻子錄製一段告別文。過程中，夫妻間的深情及不捨流露無疑，妻子仔細地替老師的影片進行修改及調整，看在心裡更是加倍的心疼。

完成影音光碟後兩個月，病房中，老師雙手緊握著媽媽和太太，他生命中最愛的兩個女人，叮嚀妻子要繼續注意學生課業，最後帶著笑容安詳的離開了。

生死未隔，愛永存

妻子在完成喪禮後給了我一封信，信中，「鄭重老師」很感念我們幫助他做死亡前的準備，讓他與妻子能夠找到面對死亡的勇氣與方法，使得他在最後的路上感受到他不是一個人。在留給大家的卡片上，他說，我沒有消失，只是先走一步，我會在遠遠的那一端繼續愛著家人及妻子，會繼續盯著學生要好好讀書，並且每天都會祈禱，祝福這群真正的「天使」，能夠長久留在這個世界，照護更多像他一樣幸福的人。

雖然，這個結局並不是幸福美滿又快樂的結局，我卻為自己的工作感到驕傲與幸福。

這樣的結局每天都在醫院中上演，每張病床都是一個感動人心的生命故事，正因為見證這些完成自己生命故事的成就與感動，引領我駐守在臨床照護崗位，留下永恆的愛。

臨床工作中，深深的感激上天，讓我參與許多他（她）們的生命故事。儘管各自有著不同際遇，在在都提醒著我，修正自己的生命軌跡，盡我最大的努力，讓他（她）們的生命故事更加完美。

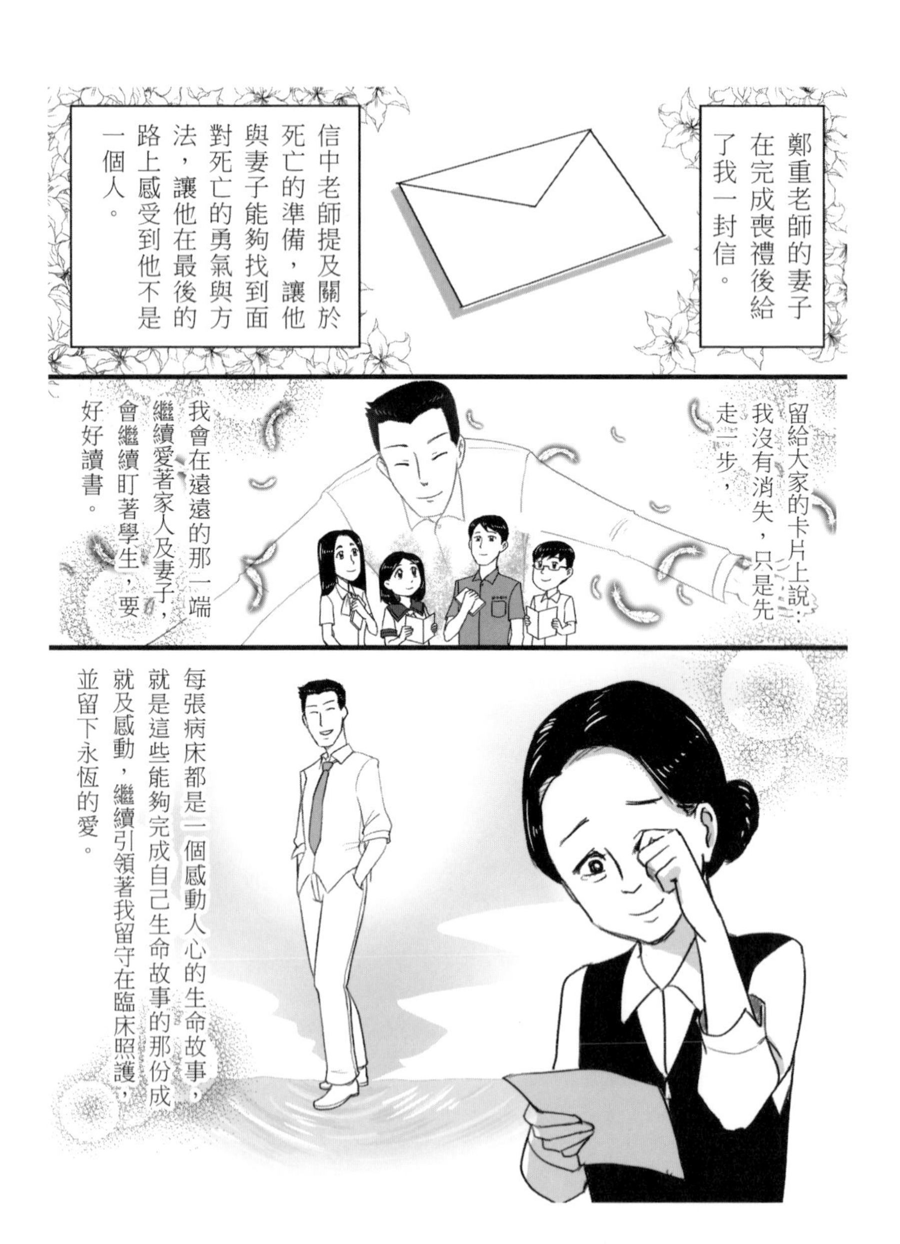
鄭重老師的妻子在完成喪禮後給了我一封信。
信中老師提及關於死亡的準備，讓他與妻子能夠找到面對死亡的勇氣與方法，讓他在最後的路上感受到他不是一個人。
留給大家的卡片上說：我沒有消失，只是先走一步，
我會在遠遠的那一端繼續愛著家人及妻子，會繼續盯著學生，要好好讀書。
每張病床都是一個感動人心的生命故事，就是這些能夠完成自己生命故事的那份成就及感動，繼續引領著我留守在臨床照護，並留下永恆的愛。

全人之美：不讓遺憾劃下句點

林芃萱

為了讓伯伯不要有遺憾地離開，決定在女兒結婚的前三天，幫伯伯換上了帥氣的西裝，請女兒及未來的女婿穿上婚紗禮服，讓女兒在病房裡跟爸爸說說感謝的話，就算病人已經到了末期，我仍希望他人生的最後一段路，能夠沒有遺憾。

人的一生中有生、老、病、死，您們可曾想過自己最後的路要怎麼走嗎？安寧療護中提倡重要的「四道人生」，分別是道歉、道愛、道謝與道別。讓病人好好的與家屬進行四道人生，繼續活下來的人才能夠沒有遺憾地走下去。

完成牽女兒走紅毯心願

事情是發生在七月艷陽高照的夏天，我是一位在臨床工作的護理師，每天照顧各式各樣的病人，每天都在面對生老病死。某天，我接了一位新入院的病人，年紀約六十歲，是一位很友善的伯伯，但因為癌症所引起的疼痛讓他眉頭深鎖。有一天，主治醫師查房告訴病人和他的太太跟女兒，由於病情持續惡化，希望家人能做好心理準備。

此時，小女兒開口說：「醫生，我月底就要結婚了，我希望爸爸可以來參加我的婚禮，拜託醫生幫幫我們，讓爸爸可以撐到月底。」伯伯也開口了：「醫生，我真的不想有遺憾，我想到婚禮現場親眼看著我的女兒穿著白紗走紅毯，我會努力活下去的，拜託醫生。」我在旁邊聽完後，心裡很難過也覺得不捨。

在醫療團隊悉心照顧、護理師每天給伯伯加油打氣及家人的探視陪伴下，伯伯真的很努力地在跟病魔對抗，有時候我們到病床邊做治療或是巡房時，都可以聽到女兒在跟伯伯說：「爸爸您要加油喔，我今天去跟婚禮顧問談到結婚那天，您要牽著我進場唷，所以您要快點好起來，我們還要一起彩排。」

病房內的婚禮

但是伯伯仍不敵病魔，精神一天比一天差，胃口一天比一天差，身體也一天比一天虛弱，雖然如此，我們依然可以感受到伯伯想努力活下去的意志力。然而，他的身體實在是太虛弱了，根本無法出院去參加婚禮，最後在醫療團隊及安寧個案管理師與家屬協調下，為了讓伯伯不要有遺憾地離開，決定在女兒結婚的前三天，幫伯伯換上了帥氣的西裝，請女兒及未來的女婿穿上婚紗禮服，讓女兒在病房裡跟爸爸說說感謝的話，也請來攝影師幫他們拍照留作紀念。伯伯住院的這十幾天，因為病痛的纏身，總是眉頭深鎖，這天，我們終於看到伯伯開心的笑了，當下我們在場的每個人都覺得好溫馨好感動。

結束後，我到病房幫伯伯量血壓，他對我說：「護理師，真的很謝謝您們，讓我可以親眼見到我女兒穿婚紗。」那天之後，伯伯就漸漸失去意識，或許是那一份心願，伯伯到女兒婚禮當天下午才安詳的離開人世。

互信互愛的醫病對話

伯伯離開後，女兒一直對我們的用心表示感謝，認為這樣的道別方式讓他們不會有遺憾。對我而言，會希望在我的照顧及關懷下病人能痊癒的出院，也希望給予病人一些支持鼓勵，就算病人已經到了末期，我仍希望他人生的最後一段路能夠沒有遺憾。

病友們感人的生命故事，往往因著互信互愛的醫病對話激盪產生，用心營造良性平衡的醫病關係，讓病房不再只有哭泣，在今日更顯難能可貴。病人或家屬的一句謝謝，都是支持我們繼續在臨床工作的動力，每次付出所得到的感恩與回饋，溫暖了醫院各處的角落，也促使醫病雙方的互動更加溫暖與寬廣。

全人之美：不讓遺憾劃下句點，就由您我做起。

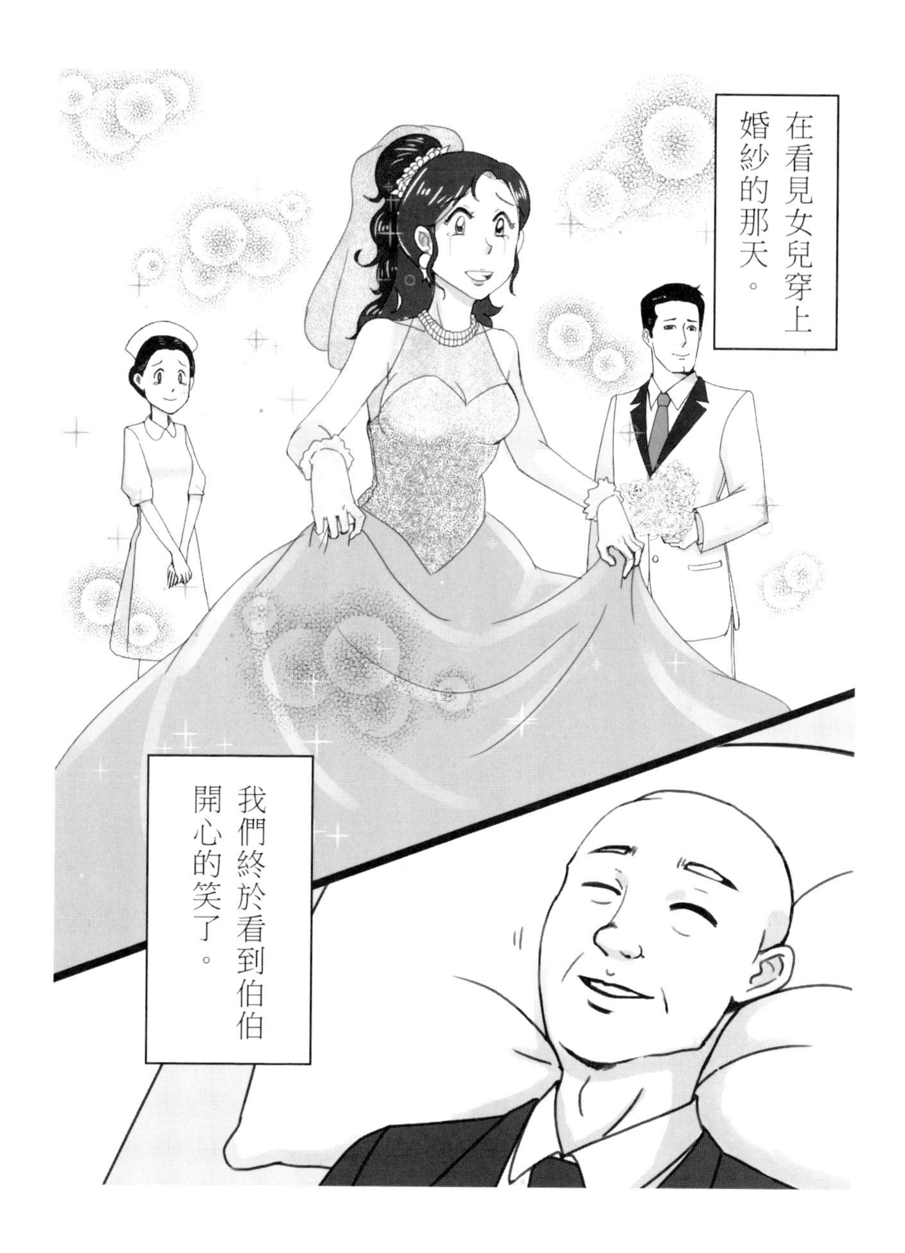
在看見女兒穿上婚紗的那天。
我們終於看到伯伯開心的笑了。

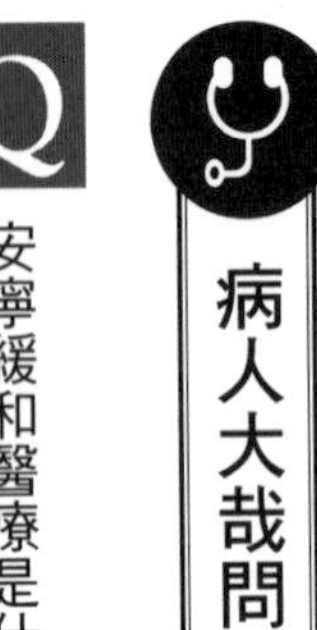

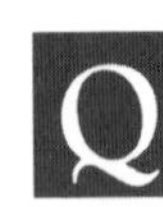

安寧緩和醫療是什麼？哪些人需要考慮安寧療護？

A

根據《安寧緩和條例》，安寧緩和醫療是指為了減輕或免除末期病人之生理、心理及靈性痛苦，施予緩解性、支持性之醫療照護。但是，這絕對不是放棄治療或加工安樂死，目的是希望能夠增加患者的生活品質，讓病人擁有生命尊嚴安詳自然逝去。

安寧緩和醫療是以末期病人為對象，經醫師診斷認為不可治癒，且有醫學證據顯示，近期內病程進行至死亡不可避免者。過去以癌症、漸凍人為主，自二〇〇九年九月一日起，健保局正式公告「八大非癌」疾病正式納入安寧服務範圍，讓更多末期病人受惠，包括「老年期及初老期器質性精神病態」（如失智）、「其他大腦變質」（如中風）、「心臟衰竭」、「慢性氣道阻塞，他處未歸類者」、「肺部其他疾病」、「慢性肝病及肝硬化」、「急性腎衰竭，未明示者」及「慢性腎衰竭及腎衰竭，未明示者」等八類病患。

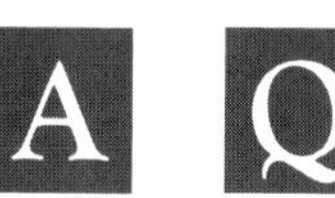

一般病房和安寧病房有何不同之處？

安寧緩和療護最主要的精神，不是在有形的硬體環境和設施，而是在軟體上建構一個讓病人安心舒適熟悉的家，落實在每一個照護的環節上。

安寧醫療團隊由一組專業人員組成，基本包括醫師、護理人員、社工師、靈性關懷人員及志工等，視情況可加入營養師、物理治療師、藥師等，一同全程照顧病人的身心靈全人需要，也會陪伴家屬協助其面對死亡的各項調適。

在空間上，近來各醫院的安寧病房環境設計也力求寬敞、明亮、溫暖、安靜，提供多功能設施，讓病人及家屬能得到更多、更好、更貼心的人性化照顧。

哪些醫療機構有提供安寧療護？如何才能入住安寧病房，費用很高嗎？

《安寧緩和條例》規定，醫師應將病情、安寧緩和醫療之治療方針及維生醫療抉擇告知末期病人或其家屬，若病人有明確意思表示欲知病情及各種醫療選項時，應予告知。

至今，台灣安寧照顧基金會的合約醫院有九十家，其中有五十七家醫院已開設安寧病房，專門照顧末期病人，多數院所亦有提供居家安寧照護及院內安寧共同照護，可以上基金會網站（www.hospice.org.tw）聯繫洽詢。

如果病人的原住醫院就有安寧療護服務或病房，可以向主治醫師反應，他們會協助您和負責安寧療護的醫師會診。

目前入住安寧病房的給付標準均按全民健保標準，若是三人房，不必付費；兩人房，一天多付一千元；住一人房，一天約二千多元之病房補助差額，確切金額以各開辦醫院之收費標準而定，由於安寧病房人事與設備等均高出普通病房甚多，各醫院多以公益服務為出發點經營。

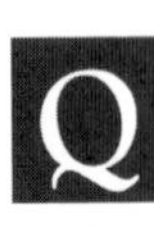

我該如何事先簽署意願書，確保擁有臨終時不急救，安詳離開的權利？

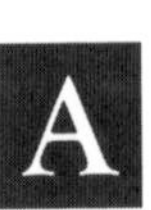

每個人都有權利依照自己的意願，選擇接受安寧療護服務或作維生醫療內容抉擇。為了保障臨終時的選擇權，可以在兩位二十歲以上具完全行為能力之見證人的見證下，事先簽署「預立選擇安寧緩和醫療意願書」，同時可將此意願註記在健保ＩＣ卡中。

那句輕柔的謝謝

高子婷

這是我第一次感到這個工作神聖，發現自己能做的這麼多，終於懂了，原來「護理」就是「照護每個人心理」，設身處地的為人著想。

懵懂茫然的護理菜鳥

從小，老師就告訴我們要當個有用的人，爸媽告訴我們要當個成功的人，到底「有用」和「成功」的意義是什麼？其實我一直都不明白。巧合下，我進入了護理科，從沒想過「護理」到底是什麼的我，茫然的念了五年的專科學校，順利的完成實習畢了業，幸運的通過執照考試，選擇到臨床工作，這一踏，至今就是三年了。

不可否認，這個工作比想像中辛苦，甚至比想像中不求回報。臨床上我看到許多無奈和生離死別，每個照顧過的病人，都在我心裡寫下一頁專屬的紀事。那時我還是個N1（臨床工作滿一年，完成N1臨床專業能力訓練且通過審查合格者）菜鳥，待在內科病房無限輪班，每天忙碌的工作和緊湊的步調，根本讓我喘不過氣，更別提要好好去了解每個病人。

蠟燭兩頭燒的女兒

直到我遇到一個肺癌病人才有了改變。這位病人咳嗽有一段時間，但一直到咳出鮮血才乖乖到醫院檢查，已經是肺癌末期。剛住院時身強體壯，意識清楚，也常和鄰床的看護有說有笑。日子一天天過去，病況改變，他氣喘到只能以點頭搖頭來表達意願，有一天下午戴上了面罩呼吸器，才開始聽不見他爽朗的笑聲。他只有一個獨生女，雖然替他請了看護照顧，但還是常常看到下午時帶著大包小包來探望父親，卻總是來去匆匆，偶爾還會看到她坐在交誼廳發呆或是低頭啜泣。

有一次空閒時間，我忍不住好奇的問了她，才知道原來在血液腫瘤科病房還住著大腸癌末期的媽媽，病況危急，雖然已經簽署「不施行心肺復甦術同意書」（DNR），有心理準備隨時會撒手人寰，但仍充滿不捨，下班後的所有時間幾乎都在醫院度過，兩個病房來回奔波。她說很累但又不能喊累，想任性的求爸媽不要走，卻又得堅強的簽下DNR，她的煎熬和疲憊，全在眼眶裡的淚水倒映出來。我點了點頭，把手搭在她肩上，只和她說了一句：「加油」，心裡卻百感交集，試著轉換身分，如果換成是自己，又能堅強到什麼程度呢？

最後一刻的團圓

隔天我將此事轉述給主治醫師，在與安寧團隊討論後，突然有了想法，如果讓他們倆夫妻相聚是不是更圓滿呢？經過一番努力後，終於和血腫科醫師達成協議，打破醫院規定，讓男女同住在一個病室，這樣女兒可以好好就近照顧雙親，陪伴他們人生最後的一段路程。

媽媽因為無法進食虛弱的躺在床上一句話也沒說，爸爸因為使用呼吸器也沒辦法說太多字句，只看到他留下兩行眼淚，用虛弱的聲音叫出老婆的名字，那雙手緊緊牽著太太不放，就這樣牽著睡著了……，過了三個禮拜後，夫妻倆距離二小時相繼離開了人世……。

幾天後，女兒突然走到工作車旁邊攔住在發藥的我，一身黑的她雙手拿了一盒馬卡龍，語帶輕柔的說了句：「護理師，謝謝你幫我爸媽團圓。」這句話簡短，卻是我聽過最真誠觸動人心的話，心裡只有滿滿不捨。

這是我第一次感到這個工作神聖，發現自己能做的這麼多，終於懂了，原來「護理」就是「照護每個人心理」，設身處地的為人著想。與其成為「有用」、「成功」的人，倒不如成為一個有意義的人。

我非常熱愛這份工作，會努力收集每個人的感謝，轉換成努力下去的力量，繼續記錄，屬於你們的人生故事。

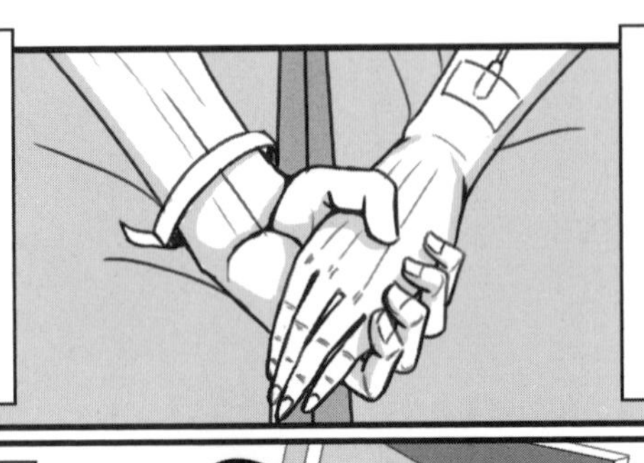
媽媽因為無法進食虛弱的躺在床上，一句話也沒說，

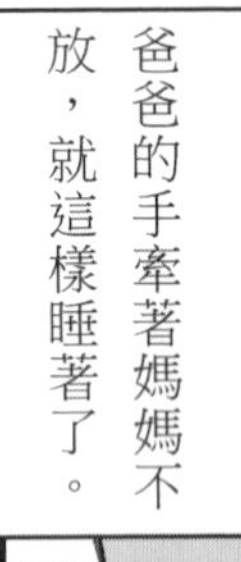
爸爸的手牽著媽媽不放，就這樣睡著了。

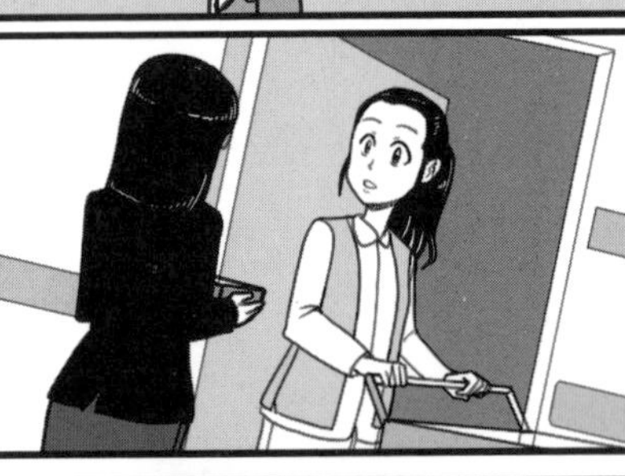
三個禮拜後，夫妻兩人相繼離世。
幾天後，他女兒攔住在發藥的我，一身黑的她，雙手拿了一盒馬卡龍。

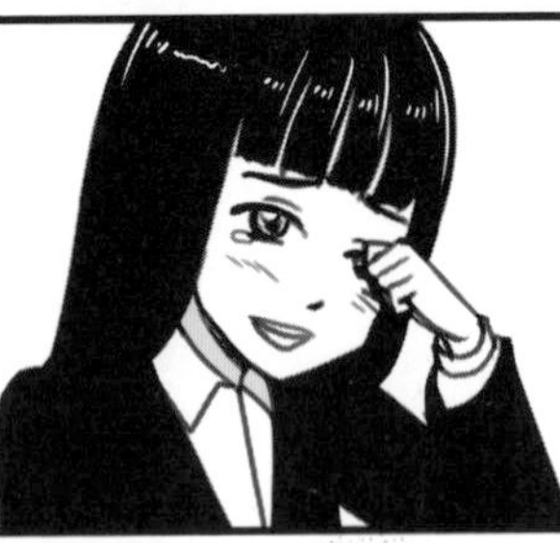
護理師，謝謝你幫我爸媽團圓。
這句話雖簡短，卻是我聽過最真誠、最觸動人心的話。

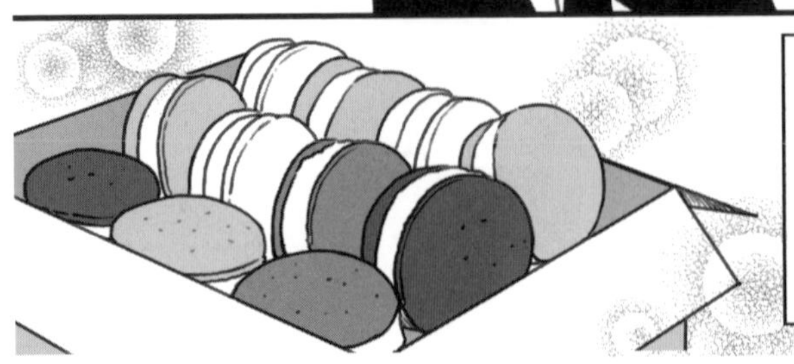
原來「護理」就是「照護每個人心理」，設身處地的為人著想。

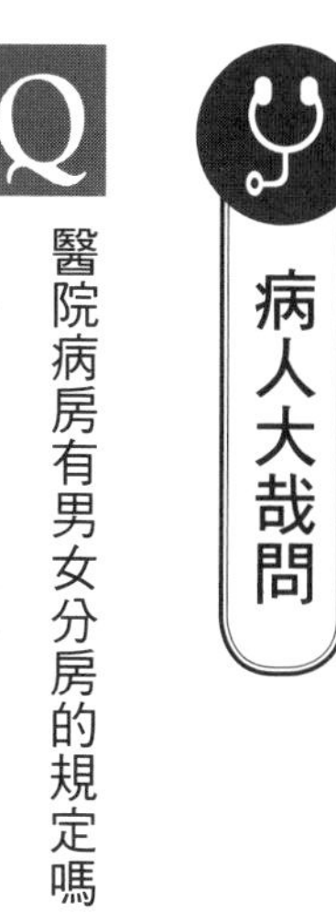

Q 醫院病房有男女分房的規定嗎？如果是像文中有特別親屬關係，可以主動提出同住一室的要求嗎？醫院還有哪些住院的規定需要注意？

醫院病床男女分床，是因為性別和相關醫療檢查與需求的關係。若有家屬，因為親屬關係，比如說夫妻，或者是父母、母子，以及其他特殊親屬關係的話，在病情考慮下是可以依家屬要求和通盤考量，安排在同一個病房內，方便家屬兩方照顧。但若一方有傳染性疾病或抵抗力較弱不適合與他人同房等情況，縱使是家屬也需分開隔離比較安全。總之，一切都是以醫療安全與病人安全為優先考量。

名家專訪——

預防受苦，為愛自主

楊玉欣 罕病天使，曾任第八屆不分區立委，現任立法院榮譽顧問

亞洲第一部維護病人自主權利的專法《病人自主權利法》（以下簡稱《病主法》）於二〇一五年底通過，將於二〇一九年正式上路，其主旨在：尊重病人醫療自主，保障其善終權益，促進醫病關係和諧。

《病主法》核心概念為：具完全行為能力之意願人可以透過「預立醫療照護諮商」（advance care planning, ACP），事先立下書面之「預立醫療決定」（advance decision, AD），於特殊五種臨床條件下，包括「末期病人」、「處於不可逆轉之昏迷狀況」、「永久植物人狀態」、「極重度失智」及「其他經中央主管機關公告之病人疾病狀況或痛苦難以忍受、疾病無法治癒且依當時醫療水準無其他合適解決方案之情形」，可以行使醫療自主權，以終止、撤除或不施行維持生命治療或人工營養及流體餵養之全部或一部。此外，意願人亦可以選任「醫療委任代理人」（health care agent, HCA），於意願人意識昏迷或無法清楚表達意願時，代理意願人表達意願。

《病主法》由「罕病天使」楊玉欣任職第八屆不分區立委期間一手催生推動，長期身為病人與第一線服務病人的經驗，讓她有特別深刻的感觸，期盼醫界能將協助病人善終，同等視為醫療的成功，更呼籲每位國民都應負起「為愛自主」的責任，了解《病主法》，事先做好預立醫療決定，讓自己與他人不受苦，為好好告別這世界早做準備。

推動法案的起心動念

發病那一年，我十九歲。我和姊姊、弟弟同時被診斷出罹患罕見疾病，看著彼此從還能緩慢行走，到如今僅能倚賴輔具或輪椅代步，生活中沒有一刻能夠真正感到自在，吃喝拉撒睡都需要別人幫忙，這般處境，讓我格外明白什麼是病人的尊嚴與盼望。

我從一九九九年開始參與罕見疾病基金會的服務，我和上百位病友及家屬深度對談，發現除了積極思考醫療照顧需求外，大家也不約而同地提及「死亡」。尤其是中年發病的病友，格外會思考，如何走到最後一刻，生命該怎麼結束？有些病友承受不住疾病的磨難或者在長期抗病的絕望中自我了斷。

對於疾病如何摧殘一個人與家庭，一直是我心底縈繞不去的問題。回想早年得知罹患絕症的當下，面對自己將周身癱瘓，我也認真的思考：生命的最後一刻該是怎樣的情景？於此同時，癱瘓之前該怎麼活，我也有了鮮明的想法，希望服務跟我一樣罹患重症的病人和家庭。後來接觸漸凍人、亨丁頓舞蹈症病友、小腦萎縮症病友、植物人等等病人，深刻明白所有人都有著同樣的盼望，希望生命的最後一哩路，能夠平靜、有尊嚴的離去。如今，我很想給重症病人一個答案：你有權利維護自身尊嚴，拒絕加工延長生命，讓生命回歸自然善終，你的生命值得更好的結局。

安寧緩和醫療條例之不足

二〇一二年我擔任不分區立委，推動《安寧緩和醫療條例》第三次修法，讓末期病人若經急救，可由一位最近親屬出具同意書便可終止或撤除維生醫療，廢除需四代直系親屬共同簽署後經醫院倫理委員會審查通過，才可終止或撤除之規定，讓末期病人無需延長瀕死過程，而能享有安詳善終的權利。

然而我心中明白，《安寧條例》只能讓末期病人得到保護，更多沒有被宣判末期的重症病人，仍要被迫接受所有的醫療常規，醫師也必須救治到底。試想，若我們面臨極重症處境，願意躺在床上接受治療直到離開人世嗎？通常不願意，一定更想把握最後與親友相處的時光，好好地彼此道謝、道歉、道愛、道別，完成未竟心願，但我們沒有讓病人這麼做，反而讓他們承受無意義的治療直到最後一刻。除善終困境外，以病人為主體的思維機制，以及病人的各式需求與保障皆有不足，內心牽掛至此，另立《病人自主權利法》的念頭於焉誕生。

立法過程面臨阻力

我們的社會文化難以談論死亡，這是推動這部法律首先遭遇的難題。在立法過程中我努力爭取更多立委的支持，溝通時必須謹慎小心避免說到「死」這個字眼，更有人一聽到要談「善終」議題，即刻走避，不願意聽。

不僅如此，醫界長期存在的搶救文化也是一大難題。我常問醫生，你們覺得手術成功，可以把人從鬼門關救回來是成功有價值的醫療，但病人卻成為永久植物人，這是病人和病家的成功嗎？

醫界需要典範轉移的思考與行動，所謂「醫療上的成功」，必須涵蓋讓病人知道病情、讓他參與醫療決策以及幫助病人善終。

人們不相信病人有能力做出理性的決定，這是另一個困難的議題。在立法過程中，我強烈主張，所有人要學習信任病人，有一天我們都會是那個期待別人尊重我們的病人，當我們為病人賦權後，我們要相信病人有能力為他自己做出最適當的決定。所有的他者，要從強勢者轉為陪伴者，以開放的心，去聆聽病人獨特的經驗、感受與決定。

最後，集體社會需要強化生命教育及生死關懷，讓生命意義與人格尊嚴的保護，成為每一個人的基本素養，若此，談論生死、障礙、失能的議題，將不再是禁忌，這些艱難的困境，才能有新的高度與盼望。

對《病人自主權利法》的誤解

社會大眾常將《病主法》與「安樂死」混淆，這是很大的誤解。安樂死是加工縮短生命，醫生可以合法的打針或給藥，讓病人死亡。《病主法》保障的是病人的拒絕醫療權，病人在特定情況下，有權利拒絕以人為加工方式延長生命，像是呼吸器或鼻胃管灌食，讓生命回歸自然狀態。

行使《病主法》賦予的拒絕醫療權，需符合一定的法律程序，並非在社群媒體公開表態或自己找律師寫下意願就能執行。衛福部已訂定「預立醫療決定書」（Advance direction, AD），這是法定的標準格式，未來人人必須簽署此文件，才具有法律效力。

在簽署「預立醫療決定」（AD）前，必須先做「預立醫療照護諮商」（Advance Care Planning, ACP），醫療諮商團隊會清楚說明《病主法》賦予你何種權利，符合五種臨床條件的病人是什麼狀態，什麼是永久植物人、何謂不可逆轉的昏迷……等，若你拒絕這些醫療，情形又會如何？法律不允許人民未經諮商就簽署文件，而醫師也必須依照法律程序提供諮商及執行病人意願，依此獲得法律的保護。

現今醫療現場，醫師與病方常因醫療知識懸殊、溝通不足與情緒張力，造成醫病關係緊張。對此，「預立醫療照護諮商」（ACP）隱含一項美好初衷，希望透過醫護共融的諮商對話過程，幫助病人與家屬及早學習醫療決策並了解病人意願，尊重病人的醫療決定，為醫病雙方建立互信和諧的基礎。目前經過多家醫院試辦「預立醫療照護諮商」（ACP），以臺北市聯合醫院黃勝堅總院長二〇一八年所做的諮商為例，民眾平均花一個半小時和醫療團隊深入討論所有相關的問題與細節，可以大大地改善醫病間的緊綳關係。

以愛為出發點，關懷生命善終

推動病人自主權的意義，不只是醫療與政策的改革，我更認為：這是一場以愛為出發點，關懷生命善終的社會運動。臺北市立聯合醫院黃勝堅總院長提出「預防受苦」宣言，我再加上「為愛自主」，希望每一個人為自己負責，將臨終醫療的想法說清楚、講明白，讓旁人能夠清楚你的意願，幫助你實現善終願望，避免親友承受為你做決定的痛苦，更別讓醫療團隊陷入難為的處境。

為何需要提早為自己做主？現今大家常聽到的「放棄急救」（DNR）（安寧緩和醫療暨維生醫療抉擇同意書）多半由家屬來簽，許多情況是子女幫父母做出決定，讓父母不再受苦，但日後迷惘內疚感卻無法消除，不斷懷疑這樣的決定是否正確，甚至認為自己害死父母而感到痛苦，為此引發憂鬱症者不在少數，由此可見，讓家屬幫我們做決定，並不理想。此外，《病主法》目前沒有給家人簽署決定的權利，因此若自己未事先簽署，發生《病主法》所定的五種臨床條件時，將沒有解套之途。

身心靈皆平安，生死兩相安

當醫師依照我們的預立醫療決定撤除維生系統後，依據《病主法》規定，醫院有義務提供緩和醫療及其他適當處置，讓我們在生命最後一刻享有支持性與緩和性的療護。台灣的緩和醫療，透過安寧之母趙可式教授及許多醫事專家經過二十多年的臨床服務與研究，醫療照護專業可說是十分成熟，可以有效地控制症狀，讓病人感到舒適而不痛苦。

然而，我們除了在法律上主張病人有這樣的需要與權利外，更盼望更多醫事專家參與緩和醫護的行列，運用這樣的理念與專業幫助病人，讓病人的最後一哩路，身心靈皆平安，生死兩相安。

我有一個夢，每一個人在努力為社會謀求幸福快樂的同時，也要深化生命意義的探索，省思生命尊嚴的保護，學習生命最後一哩路的規劃。只要你年滿二十歲、意識心智健全，就有簽署預立醫療決定的責任，將生命品質與生死攸關的抉擇及早決策，讓家人和醫護團隊成為你的後盾。

當你心中有數，了然於胸，面臨生命終點的關鍵時刻，你能實現四道人生（好好地彼此道謝、道歉、道愛、道別），更能從容告別世界，為至親、家人、朋友留下美好的祝福，死亡將是再創生命高峰的契機。

名家專訪——

陪你走過生命的春天，一碗難忘的八寶冰

黃偉春醫師 高雄榮民總醫院重症醫學部主任、中華民國肺動脈高血壓關心協會理事長

身為醫師多年，芙雯讓我看到生命奇蹟是如何呈現在我們面前，原本罹患這種有「心臟的癌症」之稱的原發性肺動脈高壓，未治療平均存活率不到三年，我卻有幸和她一起走過十多年的治病旅程。

依稀還記得十二年前一個充滿陽光的下午，暖暖的冬陽斜斜鑽越百葉窗細縫，緩緩地灑落在診間，石子地板上散落著彩虹般的迷人圖樣……。一陣急促的敲門聲打斷了午后的靜謐，拎著銀白色碎花登機箱的芙雯，就這樣闖入了我的人生。

還不到四十歲的芙雯，是一個在北部知名連鎖企業上班的會計人員，因為工作的關係，常常必須往返馬來西亞、泰國及菲律賓等地，平日四處奔波。根據她表示，原本身體壯得像一條牛的她，近半年來發現爬上樓梯二至三層時會有喘氣症狀，四處求醫，似乎也找不到致病原因。經過門診及住院詳細診查，我們發現芙雯罹患的是「原發性肺動脈高壓」，也有人說是一種心臟的癌症，根據研究顯示，若未經治療平均存活不到三年，這對於還年輕未婚的芙雯，是一個晴天霹靂的消息。

她第一個面臨的問題就是工作，但經過治療後，症狀逐漸改善。運動測試及血氧機檢測結果，雖然不需要長期用氧，我們仍然建議她攜帶血氧偵測機以便隨時檢測。於是，她順利返回到空中飛人的ＯＬ（office lady，女性上班族）工作崗位，可是家在高雄的她，工作卻是在北部，門診時間難以配合，我們遂協調安排她每月假日返鄉的特別約診。

即使罹重症，也有愛情的權力

週六早上八點，心臟血管中心外的寂靜通道，遠遠就看見她帶著銀白色碎花登機箱的身影，風雨無阻地度過一年一年的約會；可經濟不景氣也拖垮了知名連鎖企業，前兩年，她回到高雄，然而病情也像台灣的經濟，起起伏伏，數度進出醫院，但是總能否極泰來度過難關。

誰說肺動脈高壓病友沒有愛情的權力？慢慢的，我們知道芙雯有一個很愛她的男朋友，有時門診也會陪伴她來，我們只有反覆的叮嚀她，肺高壓是沒有本錢懷孕的。去年中在墾丁的肺高壓病友會，我們陪伴病友一起走出戶外，享受沐浴在陽光中的愉悅，芙雯也參加了這次活動！眼見她與男友十指交扣，漫步在海生館長長堤岸的畫面很是動人，而她的另一隻手卻是牽著男友與前妻的兒子，這畫面深深映入我們的心中，相親相愛的一家人，無憂無慮地徜徉在墾丁晴朗優美的天地裏！

去年的冬天特別寒冷，採用雞尾酒標靶治療的芙雯，症狀似乎越來越難控制，必須長期使用氧氣，血氧濃度仍然飄移在九十邊緣，我們也和她及家人細細討論肺移植的可能性，一起走過肺移植申請的流程，但是，接下來的是另外一個漫長的等待。一個漆黑的深夜，用盡力氣也彷彿吸不到氣的感覺，如狂潮般襲向芙雯，她的家人一邊連絡救護車，一邊利用高榮肺高壓二十四小時專線聯絡我們團隊……。我們在急診室等到的是一個嘴唇青紫的芙雯，緊急搶救後，一場暴風雨終於慢慢停歇下來，我們也鬆了一口氣。在下一次颶風來之前，我們瞭解她心中對安寧緩和的期許，過了一週風平浪靜的日子，無奈情形再度急轉直下，我們必須轉到加護病房用非侵入性呼吸器呵護她，即使百分之百氧氣使用，依然無法滿足肺高壓的病魔，血氧濃度如股票崩盤般，連續跌停板至七十邊緣。我和鄭醫師每日陪伴，我們絞盡腦汁刺激她的食慾，芙雯依然越來越沒有胃口進食，看著日漸消瘦的她，心中盡是不捨。

永遠記得這份甜蜜的滋味

那一天，鄭醫師很興奮地告訴我，她終於打聽到芙雯想吃什麼了？八寶冰！我們充滿期待地準備明日的計畫，第二天，我們分頭忙完一天的臨床工作後，身體雖然有些疲憊，心中卻像小鹿亂撞般期待晚上的約會。下班後的加護病房少了白天的吵雜，我和鄭醫師拎著三碗剛剉下來五顏六色的傳統八寶冰，我們一左一右圍著芙雯，彷彿大學生在學生宿舍偷吃火鍋的激動感覺。我慢慢發現，脫下呼吸器面罩的芙雯，其實還是有一點點喘，她也充滿期待，輕輕的啜了許久未嚐的甜蜜滋味，我和鄭醫師也一邊吱吱喳喳的五四三，與她一起品嘗傳統台灣味。慢慢地我沉默了起來，我發現芙雯很辛苦地吃了三口，就三口，就停了，我看了心中盡是不甘，淚水也不爭氣的在眼眶中轉啊轉的，趁無人注意，偷偷回頭用白袍的衣角拭乾心中的不捨，但是慢慢的，眼睛還是越來越模糊，鄭醫師似乎假裝的談笑風生聲音也越來越遠。

當晚，芙雯悄悄化身為天使，飛向無盡的天邊。那日之後，我似乎再也沒有看見鄭醫師吃八寶冰，我也似乎假裝忙到沒時間邀他一起吃八寶冰。

六個月後的一個酷熱的夏日午后，我鼓起勇氣再叫一碗八寶冰，第一口的滋味非常複雜，在我腦中浮現是陪伴過芙雯十幾年的畫面，味蕾直覺告訴我是像那一天，一種鹹鹹甜甜帶點微苦的感受，我已經分不清是黑糖的甜蜜，還是思念淚水的苦澀……。

給予患者最好的完整照護

平均肺動脈壓的正常值約在二十毫米汞柱以下，世界衛生組織定義肺動脈壓力在休息狀態時高於二十五毫米汞柱，即為「肺高壓」，肺動脈壓力升高，造成右心室需以更大的壓力，才能將血液送出，隨著肺動脈壓力越來越高，導致最終的右心室肥大與衰竭，肺高壓需要治療，其致命性與癌症相當。

目前國內有超過五百名肺動脈高血壓病友，肺高壓患者七成是女性，很多人對於喘、呼吸困難等症狀，常以為是疲倦所致而易輕忽。我們在高榮就收治一百多位肺高壓病人，多數是三、四十歲女性，常見症狀為呼吸急促、咳嗽、咳血、足部水腫、暈厥，我們團隊用一個簡單的口訣提醒大家，「喘咳血腫暈、肺高壓警訊」，有症狀要提早就醫。病人除了藥物控制，平日醫療照顧極為重要。通常肺動脈高壓從症狀開始出現至確診平均需要二年的時間，在治療過程中除了配合醫師用藥外，生活照護也需要多加注意，飲食方面應轉換少水、少鹽的飲食習慣，並給予良好的營養，可助維持心臟正常功能、理想體重、減少水腫等。

像有一位病友李小姐，她二十四歲歲時無預警發病，喘氣、暈眩、雙腳癱軟，就醫才得知自己罹患了一種「從來沒聽過的病」，不僅當時無藥可醫，還一度插管住進加護病房，那種恐懼與傷害，言語難以形容。在高榮團隊細心照顧下，她每月要自費上萬元購買藥物，直到健保給付原發性肺高壓，經濟負擔才逐漸減輕。

心理支持與醫療諮詢

肺動脈高血壓未經治療，平均存活不到三年，存活率比某些癌症還要低，可以說是心臟病中的癌症。其中原發性肺動脈高壓被列入罕見疾病，可以接受健保給付藥物；但其他非原發性患者（例如：續發於先天性心臟病、硬皮症等），以前需自費買昂貴標靶藥物，這些病人通常無法負擔，只能接受消極的傳統藥物治療，病患容易惡化，目前健保局了解病友需求，適度開放給付標靶藥物給非原發性肺動脈高壓患者，使患者接受合乎國際水平的適當藥物治療，有效控制病情，進而減少合併症之產生。

肺動脈高血壓是一個罕見又嚴重的疾病，高雄榮總肺高壓專業治療團隊，整合各不同專科醫師，以加強對病人的治療及全方位服務，藉由團體的力量提升肺高壓病人之治療品質，同時提供病友二十四小時肺高壓專線服務、也有專科病房，收治病人存活率提高，有病友已治療逾十年。另外我們也成立中華民國肺動脈高血壓關心協會，經由經驗分享、專業指導及結合社會資源，提供病友最好的心理支持與醫療諮詢。

名家專訪——

同理關懷，生死兩安

蘇昭蓉　蘇天財文教基金會董事執行長

安寧療護的精髓，是在care（關懷），而非cure（治療），每一個探訪都是新的，每一個病人都是獨一無二，唯一共通的就是同理心。

美國安寧療護志工培訓

曾經在美國加州洛杉磯居住過一段時日，兒子從小學升中學時，心中有感動，覺得應該要踏出去做社區服務。加州地震多，先是參加當地教會舉辦的急難救助員一日訓練，之後又在朋友介紹下，經過第一階段訪談，有幸參加美華慈心關懷聯盟主辦，在洛杉磯最有名的「希望之城癌症醫院醫療中心」舉行的安寧療護志工培訓。

非常感恩，美華是第一年舉辦雙語志工培訓，有來自台灣的豐富資源，在安寧療護之母趙可式老師的大力推動下，邀請到的講師群，主要由台南成大附屬醫院安寧病房護理長支援，堅強陣容可想而知。經過兩個週末密集訓練課程取得結訓証書後，就可以向社區安寧機構申請，我陸陸續續成為不同機構的志工，陪伴許多病人走過生命最後一程。

美國的安寧療護體系非常重視志工，志工是政府明文規定，有一定的人數比例要求，志工遴選也比照一般職員辦理，只差沒有薪資，很受重視。以我曾經服務的 Vitas Healthcare 公司為例，會視病人需求機動派駐相關人員設備至病人所在地，服務人員包括醫生、護士、社工師、心理師、靈性輔導師、志工等。公司也會告訴我們，志工是扮演中立角色，可以擔任病人與醫護之間的橋樑，也可以是病人權益的維護者，非常重要。

「安心卡」啟動生死禁忌話題

以往華人文化如硬土，避談生死臨終問題，值得分享介紹的是美華慈心關懷聯盟結合西方國家經驗設計發展的「安心卡」，利用安心卡打開生死議題的話匣子，成功打入華人社區，為此長久的文化禁忌燃起一絲希望，並已陸續受到當地主流醫療機構的採用。

安心卡以撲克牌的四種花色設計，每種花色與特定主題連結：紅心 Heart 與靈性、紅磚 Diamond 與理財、黑桃 Spade 與身體、梅花 Club 與人際關係，各有十三個需求與願望，共有五十二個問題。這個概念最早源自英國，美華發展的這一套則是東西文化兼容並蓄，取得原版授權後再修正內容為適合華人玩的工具。

進行安心卡遊戲時，帶領人會以「安心茶話屋」，邊喝茶邊聊天的輕鬆方式，引導成員去討論與回答這些攸關生命末期四個面向，需要思考與預備的問題。

小組規模以六至八人最合適，一開始玩時，我們都會假設，大家只剩六個月的生命，讓參加者依序排出十二個 wishes（願望）來，然後讓每人分享他心目中的前三題內容。

比如說紅磚 Diamond 卡，人活到最後理財很重要，去思考要準備多少費用；黑桃卡和身體相關，包括希望如何被照顧，生命末期的醫療選擇等，我們會安排暗樁，討論中當有人拿出此卡時，帶領人就會抓住機會介紹「預立醫療決定」表格。我們在美國社區及學校大力推動，希望十八歲以上可以很成熟考慮此事的成人都能填寫。很高興看到台灣二〇一九年也將實施《病人自主權利法》，未來，深入社區宣導此觀念更形重要，滴水穿石，慢慢發生影響力。

陪伴至親的遺憾

上安寧療護志工課的過程中，最大的衝擊就是反省到多年前在面臨母親和女兒病危時，因為年輕無知與經驗不足，沒有能夠讓她們安詳的走最後一哩路。

媽媽當時很年輕六十五歲，身體狀況不錯只有些慢性病，來美國看我時突然發病住院，病後動手術又腦溢血，短短六個月就匆匆離開人世。那時因為兒子還小，又要來回奔波醫院，沒有心力兼顧，只好把她安排在養護所，雖然有請看護，但美國只有鐘點工，很多時候她還是需要一人在醫院，脾氣越來越差，以前媽媽從未這樣，周遭的朋友父母也尚未如此，很欠缺經驗，沒有能夠好好照顧她的情緒，這是我一直很遺憾的事。

同時，因為媽有膽結石，醫生說要開刀，媽媽和我沒主見，只有完全聽醫生的，結果手術後不久她就走了，回想起來，這並不是一個正確的醫療決定。

其實那個時候還沒有特別感覺，直到上課時才知道媽媽那時已經是末期狀態，自己不知道，醫生也沒有特別表明。了解整個狀況後，一開始很悲傷，之後又非常憤怒，覺得醫療有失誤，很多誤判之處，幸好靠著信仰，平息我內心的風暴。

另外有一個痛，我曾有一個才十個月大的寶貝，出生後消化系統有問題，我們一直想盡辦法醫治她，轉了很多家醫院，做了很多檢查和抽血，最後連頭部都要抽。有一次也是為了抽血，小孩被推進去在裡面嚎哭，我聽了好難過！後來看報告知道她在劇痛下指數那麼高，覺得犯得著這樣嗎？如果那時有人告訴我們寶貝就是這樣了，不用再積極的想方設法治療，就讓她好好平靜安穩自然生活下去，多好。

回想這些痛苦經驗，一方面對於臨終這件事很陌生，當家人生病時，不知道如何與醫療人員溝通，總覺得自己不懂，都聽他們的就好。現在明白，即使我們沒有專業知識，更要知道如何溝通與提出問題，評斷與決策哪一種醫療處置對病人是最好的。

安寧療護的真諦

安寧療護的精髓，是在 care（關懷），而非 cure（治療）。避免造成痛苦的醫療措施，焦點放在讓病人舒適、有尊嚴地度過最後時光，在身心靈上幫助他，志工的角色就是陪他聊天或是靜靜地坐在旁邊。每個病人喜好需求不同，建立關係的時間長短不一，重要的是以他為主，同理的陪伴角色。

受訓時我們就被特別教導，是去服務在病室內的所有人，用什麼樣的方式，什麼樣的情況，不能預知，就順著水流去。在上個病房建立的照護模式，在下一個病房無法如法炮製。每一個探訪都是新的，每一個病人都是獨一無二，唯一共通的就是同理心。

安寧療護照護機制，牽涉到每一細節，環環相扣，必須參與的每一個人都有意識，機制才能運轉順暢，產生最佳的照護品質。在美國當志工時曾有一個經驗，協助一位剛剛轉換機構的病人，由於新的氣墊床漏氣讓她很不舒適，又適逢長週末沒人及時處理，自己不放棄積極聯繫直到半夜終於有人來更換。但僅僅這一段時間的落差，病人已有褥瘡。為此我特別向公司志工管理者反應，希望藉此經驗能讓大家學習危機處理，重視所有的環節。

我也深深感覺到安寧關懷需要人人一起來，互相支持，讓社會整體形成一個支持系統。曾經看過一本書，提到未來我們要得到有尊嚴、理想的照護，一定要有很多不同的人，發揮所長一起參與。有些人不善於噓寒問暖溫柔照護，卻能很理性的溝通作出醫療決定；我陪伴其他長輩時，心理平衡能給予安慰，但若是自己的爸媽則未必如此，可能不相關沒有情緒糾結的陪伴者，會有更好的效果。

我曾經邀請兒子與我一起參與志工訓練，帶他去探望一〇一歲的老太太，深刻感受到當他一走入病房，青春氣息宛如一個大太陽滿室生輝，老太太的臉頓時亮起來，對於在床邊陪伴的我，她則是興趣缺缺。我很鼓勵年輕人參與這樣的關懷活動，是很好的生命教育。

身體是公有財

長期接觸醫療機構的過程中，被許多盡心盡力的醫護人員感動，看到這麼多人在為我們的健康付出很不忍心，卻看到不少人很任性，不懂得愛惜自己的身體，浪費寶貴的醫療資源而不自覺。

我認為每個人都應該對照管自己的健康負責，身體並不屬於你一人。蘇天財文教基金會從二〇一七年開始，與天主教失智老人基金會合作，一起推動史丹福大學（Stanford

University）慢性病自我管理課程（The Chronic Disease Self Management Program, CDSMP），希望能一步一步深入社區，提昇社會大眾「健康自主管理」的觀念與技能，預約一個不失智的未來。

名家專訪——

轉念，啟動善的循環

周怡芬 社團法人台灣醫病和諧推廣協會創會理事長

每一個病人都希望能得到最好的照顧，如果病人尊重醫生的專業，醫生抱著視病猶親的態度，雙方都儘量站在對方立場想，又怎會有多大的醫療糾紛？所謂同理心，其實很簡單。

二〇一四年社團法人台灣醫病和諧推廣協會成立，會員組成涵蓋醫、病、法三方面人士。因為家人生病，使我很早就有接觸醫護人員的經驗，在熱心的協會理事南山人壽王碧霞經理的邀請下，誠惶誠恐地出任第一屆理事長。四年中，很感恩，透過許多有心人的支持協助，我們與衛生局和醫院合辦社區講座，以及其他相關的教育活動，深入接觸到各年齡層民眾，學習到非常多新的知識觀念，對於現今醫病關係有更多的觀察與期待。

好好說愛你

十多年前，我的先生在正值壯年時罹患腎臟癌，住院開刀切除腫瘤、化療放療後，追蹤三年都控制得很好，想不到第四年復發，半年後轉到腦，雖然經過標靶藥物治療後曾經好轉，但很快的病情急轉直下，再也沒能出院。我非常能體會病人的無助，要活下去巴望有神醫出現，機會又是如此渺茫。

最感傷的就是他走的前一天，忽然從昏迷中清醒，要我陪他走一小段路，對我說：「老婆，我很愛你，要不是妳我早已不在了。」隔天，他變得誰也不認得，接著，開始吐血。當時我很希望能在病房陪著他，無奈長輩們焦急，堅持送到加護病房搶救，也可以理解他們的心情。運送途中，我握著先生的手告訴他好好走吧，捨不得他再這樣受苦。由於加護病房有限制探訪時間，無法隨侍在側，才回到家不多時，那日凌晨就斷了氣。

心中最大的遺憾是，礙於醫院有太多人，難為情下一直沒有跟他說，我愛你。先生走後的每天晚上，我都反覆對他說這三個字。

無憾的道別

隔一兩年後，一向身體很健康的軍人父親得了膀胱癌，細胞化驗結果是從未見過的癌細胞，送去美國，後來還以爸爸的名字為此癌細胞命名。

腫瘤很快的轉移到脊椎，我們知道他應該撐不了太久，住院期間每天像開派對，家族朋友都來，笑聲不斷。隨著他身體的不適，當醫生宣判只剩一個星期時，我和爸爸說，他的病大概好不了了，爸爸說夠了，值得了，已經活到八十，超出男人平均年齡，而且有你們在也不怕。問他有什麼心願，「我這輩子有你這女兒，很幸福！」。聽到爸爸這句話，再想起先生曾對我說的，這輩子我心滿意足沒有遺憾了。

父親臨終時，每個家人輪流擁抱對他說，我愛你，我們後會有期，硬漢風格的老爸也溫柔的說，愛你。在一家人又哭又笑中，爸爸帶著家人滿滿的愛，微笑安詳的離開，全家人都很安心。爸爸很懂我，好像是我前世的情人，我也一直努力做到讓他不擔心，後來加入協會工作，總覺得是冥冥中爸爸引我過來做的公益。

每一個病人都希望能得到最好的照顧，如果病人尊重醫生的專業，醫生抱著視病猶親的態度，雙方都儘量站在對方立場想，又怎會有多大的醫療糾紛？所謂同理心，其實很簡單。

我不會去回想先生生病過程中醫生做錯了什麼，覺得他們都盡力了，雖然他年紀輕輕就走了，但最後一段路，要謝謝陪伴我的醫護人員，他們真的很辛苦。有時先生半夜疼痛時，醫生黑著眼圈都趕過來，用各種方式緩和他的不舒適，醫護人員能做到這點足夠了。很多醫療糾紛，如急診室暴力，都是出於自我意識太強了，以為自己最重要，無法體會對方的處境，產生很深的怨念。

建構溫柔相知平台

協會希望能幫醫護人員發聲，也幫一般民眾發聲，讓醫護有一個安心安全平台，能夠好好救治病患。庸醫當然存在，自有淘汰制度將他們淘汰，重點是要讓病患得到良好的醫療照顧，這才是社會需要的。不要因為醫護老是被告灰心落跑，造成「五大皆空」，都去醫美，救醜不救命，發展不平衡，這是人類很大損失。台灣醫療水準是世界第三強，我們應該引以為傲，好好的珍惜。

希望未來會有更多人一起出來推動，協會從不以仲裁人員自居，我們以柔性溫和教育，讓醫病雙方更容易認識彼此，互換立場為對方著想。現在每天新聞充滿負面衝突消息，我認為至少要顧到比例原則，衝突的、感人的都應該報導。就像前一陣子有報導車禍發生時路人在旁邊撐傘的新聞，後來就有人也照著做，這就是善的力量會影響善的。

把這股善的力量感染出去，民眾在等待候診時就不會抱怨，而會思考醫生辛苦的看診花許多時間；反過來我們也會告訴醫護人員，來看你的都是有求於你的病痛中人，你是僅次於上帝的神來幫助他們，要忠於上帝的使命，發揮上帝給你的力量。

讓眾人轉念，讓人心知道我們需要的是什麼，好的力量轉成好的，這樣美好與善的循環，是我們一點微薄之力想去推動的。

第四部

醫之初：醫學生的成長之旅

老師，您不言一字一句，卻用藏在軀殼裡的大愛，訴說著您一生的故事；老師，是您陪我們走過了習醫的一段路，是您默默為我們解開對生命的疑惑，這樣的歲月裡，我們因為你而學習、而成長，更加知道如何成為一個醫生。

再一聲，「謝謝老師，老師辛苦了。」每堂課結束前，輕輕為你蓋上，深深一鞠躬，再齊聲說出這句話。您是那一片靜默的大海，包容我們尋找的痕跡，包容我們迷航的無助，看著我們出發尋找目的地，也見證我們每一個發現的時刻。

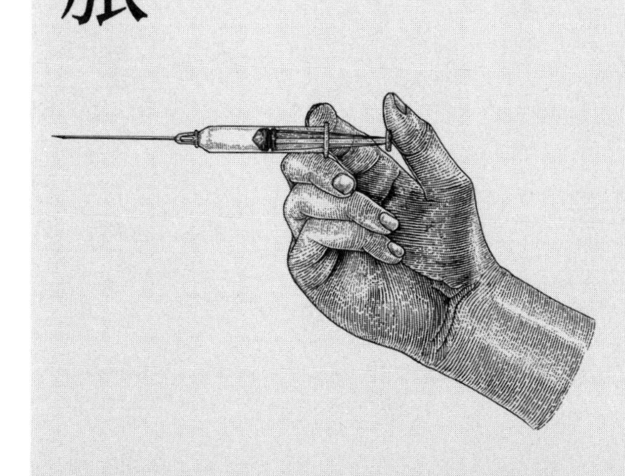

黑暗之光，他的故事

王好珊

是怎樣的溫柔，能讓人在遭遇苦難中選擇留下陪伴？是怎樣的力量，能讓兩個人攜手面對眼前的無數荊棘？……有了包容，讓一切有了迴旋的餘地，因為有愛，所以捨不得放下一個人去獨自承受。一路走來，緊緊握住的那雙手，是你們看見的那道光。

你緩緩地走了進來，牽著點滴，外觀看起來沒什麼異狀，只是虛弱了些。「黃先生你好，我是……。」儘管只是簡單幾句話，卻化解了空氣中的凝重與尷尬。

那次是身為醫學生的我，在大二那年，因著「醫病關係」課程，第一次接觸到病人。

我深吸一口氣，於是你的故事、你的人、你生命中的某一部份，一頁一頁地被掀開來，在我們這些素昧平生的學生面前。

晴天霹靂命運逆轉

牆上的時鐘滴答地走，黃先生道出他的當年……。年輕氣盛的他，為了工作、朋友等因素，癮，是一個默默接近的魔鬼，讓他耽溺於享樂與豪爽，使他深陷其中無法自拔。無論家人如何勸說，他想，命運之神哪會那麼糟，成千上萬個人抽菸喝酒吃檳榔，怎麼可能輪到他呢？

然而，終究是來了，悄悄地，在他最脆弱的時候。原以為只是單純的病痛，多次吃藥檢查，讓他早患了糖尿病的身軀更加虛弱，輾轉來到三軍總醫院，確定舌下有兩公分大的腫瘤。聽到消息的那一刻，茫然、崩潰一度使他暈厥，醫生的話在耳邊迴盪著，宣告了看似無期的徒刑。

還記得回到家那天，三個小孩不斷問：「爸，檢查結果如何，還好嗎？」得知病情的震驚迴盪不去，他還沒想過要如何告訴老婆與小孩，「是口咽癌。」選擇直接說出，在家人面前毫無保留，空氣凍結在那瞬間，好似過了一世紀。妻子淡淡地開了口：「你放心，好好養病，我們會陪在你身邊走下去，一切都會沒事的。」孩子說：「爸爸，你要勇敢。」家人們的話溫暖了破碎的心，世界不會因此停止，而他，得為自己繼續轉動。

家人之愛得見曙光

得病後，黃先生的生活全打亂了。一個月一次、一次四劑、一劑二十四小時，化療與正子造影的強度使他的身體幾乎不堪負荷，病痛再加上副作用，嘴破、嘔吐、食慾不振等等身心的雙重折磨，早已不復當年的意氣風發。他也想過，為什麼老天爺偏偏挑中他？輕生的念頭閃過無數次，卻因為家人的陪伴與不離不棄，在痛苦的夾縫中，他才能看見頂上那一道陽光。

雖然病痛阻礙了眼前方向，他相信，只要轉一個彎，循著光繼續前行，那就是人生的路。因為走過，所以更能體會箇中的恐懼與憂鬱，他以自己的心路歷程告訴病友，病情痊癒並不容易，但要讓心情轉念卻是可以努力的，只要相信，就會有希望，就能看見曙光。

包容與不捨生力量

訪談後，你勉勵我們能成為有醫德的好醫生，用細心與耐心關心每一位病人。看著你緩緩說出那些掙扎，不帶一絲埋怨，唯一牽動著的是，你邊說話邊瞟向你太太，她回應你堅定的眼神，然而，你們倆都偷偷揩了揩淚。

是怎樣的溫柔，能讓人在遭遇苦難中選擇留下陪伴？是怎樣的力量，能讓兩個人攜手面對眼前的無數荊棘？我不禁開了口，獲得的答案很簡單：「包容」與「不捨」。有了包容，讓一切有了迴旋的餘地，因為有愛，所以捨不得放下一個人去獨自承受。一路走來，緊緊握住的那雙手，是你們看見的那道光。

我不禁為此深深動容，雖然，無法揣摩你經歷的病痛與憂鬱，無從得知你如何面對每一天的生活，再怎麼努力將自己放進你的故事裡，我也無法再走一遍你的過去，或是知道你今天過後的未來。

分別後，你走進病房裡，再度走出我們的篇幅，我所能獻上的只有深深的祝福，希望你一切都好。

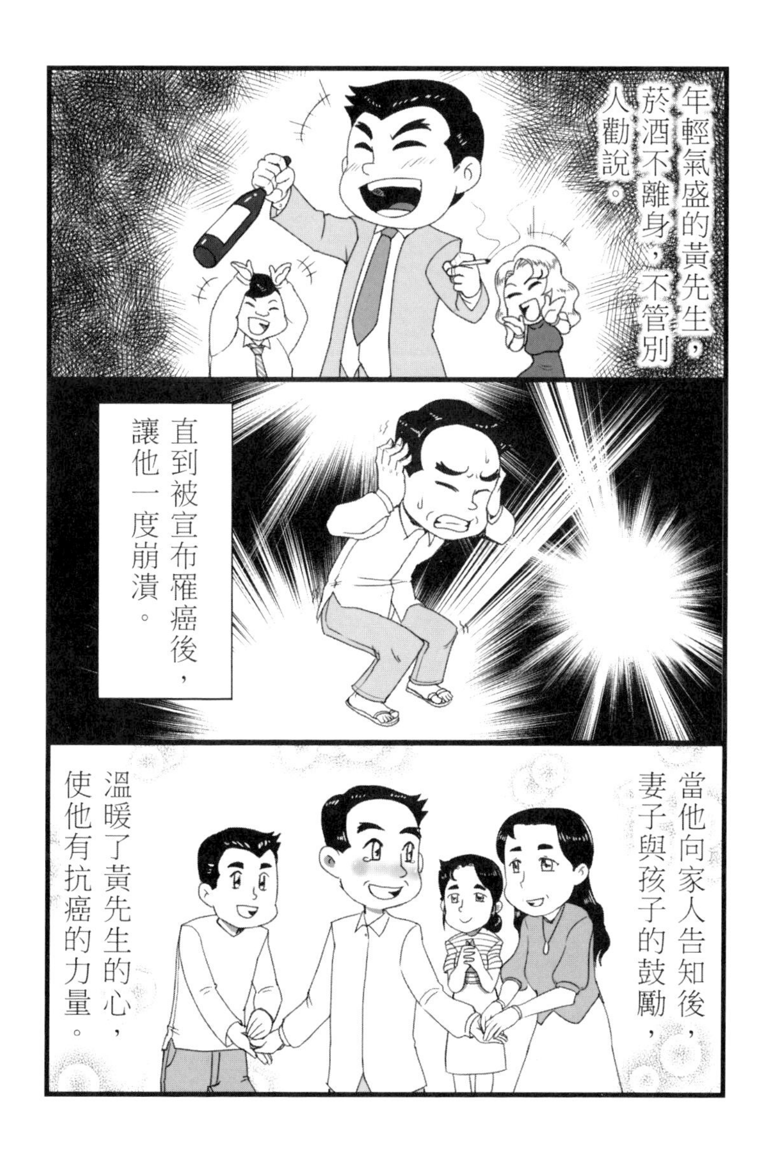
年輕氣盛的黃先生，菸酒不離身，不管別人勸說。
直到被宣布罹癌後，讓他一度崩潰。
當他向家人告知後，妻子與孩子的鼓勵，
溫暖了黃先生的心，使他有抗癌的力量。

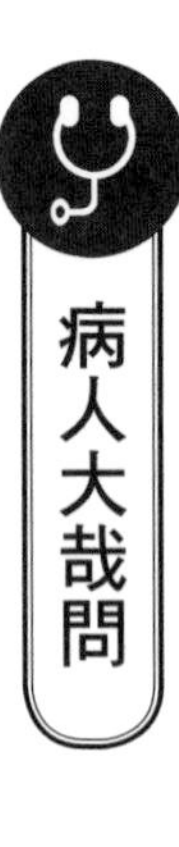

口咽癌的主要症狀為何，罹患原因是因為抽菸、喝酒、吃檳榔嗎？

A

口腔與口咽是上消化呼吸道的最上端對外開口，口咽在口腔後方，包括舌根、扁桃腺、側咽壁及後咽壁。根據衛福部統計資料，台灣地區口腔癌、口咽癌及下咽癌，其發生率與死亡率均為男性癌症第四位，增加速度是第一位，平均發生年齡為五十四歲，是對社會衝擊很大的病。

口腔癌主要症狀為持續的口腔潰瘍或腫塊，嚴重者會出血，口咽癌由於位於口腔後側位置，早期症狀往往不明顯，或只有喉嚨痛、喉異物感等非特異性症狀，早期頸部轉移是特點，所以，對於來源不明的惡性頸部轉移病患，特別需要留意。

口腔與口咽癌的產生已被證實和特定致癌物質有明顯關係，超過百分之九十病患都有抽菸、喝酒或嚼食檳榔的習慣，當然也有例外。因此，避免接觸這些致癌物質，仍被視為最有效與最重要的預防方式。

從「心」出發

王思源

「妳不是孤單一人，醫護人員會和妳站在一起對抗病魔。妳是生命的主人，選擇放棄或積極治療，會決定妳的人生是結束或繼續。請妳再次相信醫療，我們會盡全力醫治妳。」從那一刻起，張太太正視這個疾病，不再逃避。

在「病人、醫師與社會」的課堂裡，老師帶領學生們訪談病人，學習如何成為傾聽病人的聽診器，閱讀病人的感受和情感反應，書寫病人面對生命轉折的姿態，潛入其生命底層，學會他用生命告訴我們的事情。

本文透過病人張太太的故事，詮釋一段真實的醫病關係，譜寫杏林中的一頁篇章。

柳暗花明又一村

柔和的晨光乘著微風迎面而來，如清澈湧泉流經乾涸許久的旱地，帶走身心因輾轉難眠累積的沉重疲憊。又是新的一天，病人張太太一如往常前往三總治療，起初的不習慣與排斥現在已然釋懷，超越病痛之外的正面能量，支持她逐漸接納並融入這看似冰冷的醫療空間：櫃台志工充滿人情味的日常問候、癌症中心醫生和護理人員不時的關心、與其他癌友們的相互鼓勵乃至閒話家常、走道牆上貼心的健康資訊看板……等，對她來說，這裡也是另一個歸屬，一個讓她身體好轉、心態調整的地方，儘管通往放射腫瘤科的路線依然迂迴，但不再感到陌生，反而多了一種親切感。

張太太尚未到三總就醫前，癌症猶如長期埋伏在她體內伺機而動的惡魔，冷不防的襲擊奪走了平靜的生活。她回憶兩年前身體感到不適時，因診所的疏失，未及時檢查出癌症，導致病情惡化，她對當初那位醫師的誤診感到失望與不諒解，也對醫療失去信心。雖然之後在三總確診，但在她心頭早已埋下惶恐不安的種子，隨著時間推移逐漸萌發成揮之不去的夢魘，她沒有勇氣，也不願意去面對。

然而主治醫師勸她：「我能了解妳的心情與不平，希望妳能慢慢放下，妳不是孤單一人，醫護人員會和妳站在一起對抗病魔。妳是生命的主人，選擇放棄或積極治療，會決定你的人生是結束或繼續，請妳再次相信醫療，我們會盡全力醫治妳。」從那一刻起，張太太正視這個疾病，不再逃避，而是用「境隨心轉」的人生觀看待挫折。

生生不息醫甸園

抗癌過程漫長，醫院給予張太太的不僅是醫療，同時也帶來溫暖與陪伴，這股無形的力量幫助張太太度過人生的重要關卡，醫病關係不再劍拔弩張、缺乏互信的基礎。在病情獲得控制、意念轉化之際，張太太將一切舉重若輕，活得更加堅強。如今的她，不再感到苦痛，除了身體病情好轉，更重要的是心靈上的解脫，已讓她找到生命的另一個歸屬。

這歸屬是什麼呢？是飄忽不定的心神找到了定位，看待事物有著更開闊的胸襟。出於醫療團隊的關懷力量扭轉人生困境，支持生命價值得以延續。

當今醫病關係宛如吞噬一切的無邊黑夜，籠罩著醫病雙方，讓人迷失方向、彼此折磨不休，而張太太的這段歷程正是暗處中的一道燭光，散發微微希望與光明。

互信，是建立良好醫病關係的開始，它需要時間的磨合、社會的包容與醫療體系的良性運作，這有賴每位醫護人員與病人及家屬的攜手努力，以救人為初衷的「醫」甸園方能生生不息，治癒人們的身心。否則，在醫療糾紛頻傳的環境下，醫護的本質將逐漸失去。醫師的同理心與負責任，張太太的感恩心與信賴，雙方從「心」出發，是醫病互信的真實寫照，勾勒出醫病關係的美麗風景。

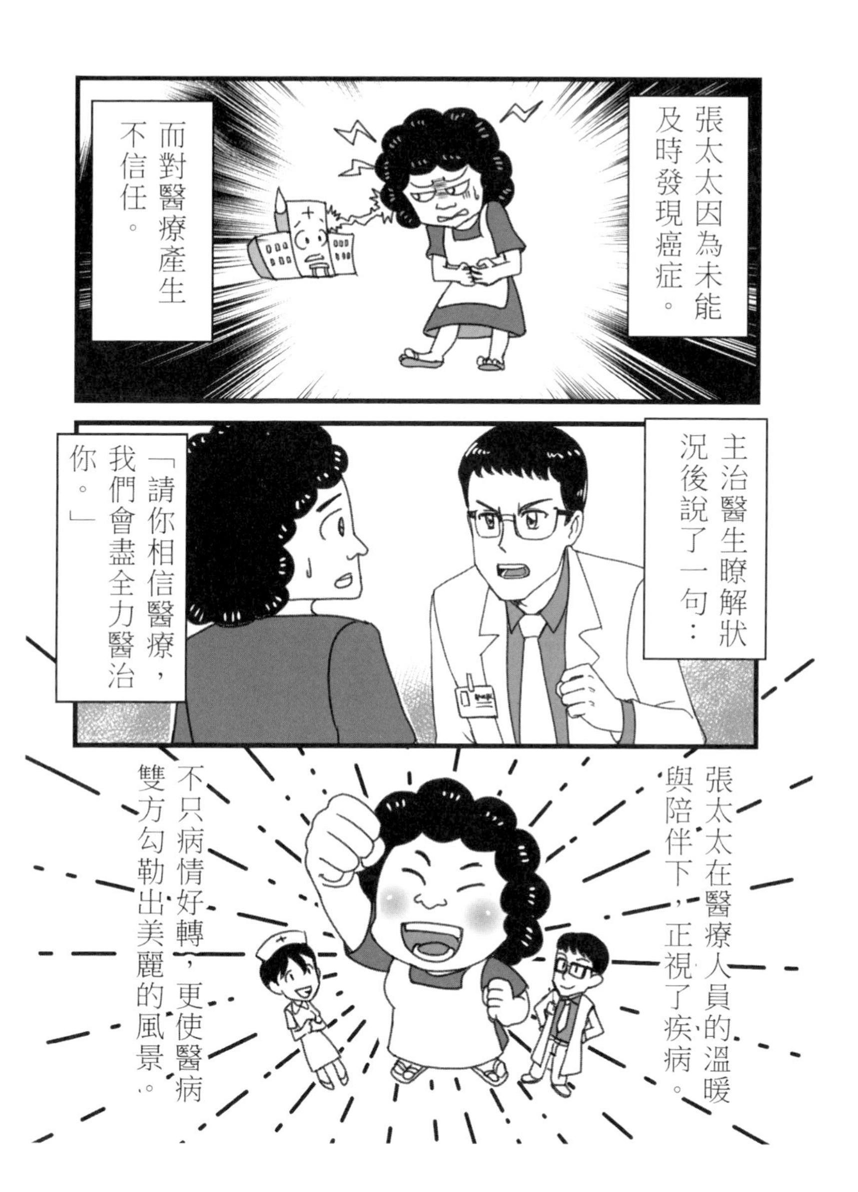
張太太因為未能及時發現癌症。
而對醫療產生不信任。
主治醫生瞭解狀況後說了一句：
「請你相信醫療，我們會盡全力醫治你。」
張太太在醫療人員的溫暖與陪伴下，正視了疾病。
不只病情好轉，更使醫病雙方勾勒出美麗的風景。

青鳥

陳玟伃

比起胎兒的心跳，也許撲簌簌的淚珠，更像青鳥拍翅遠離的聲音。面對壞消息，白袍不過是種偽裝，用艱澀的專業知識，掩蓋住我們無能為力的挫折。

青鳥振翼捎希望

淺綠色的布簾，透著淡淡的光。光的來源，是牆上一台小液晶螢幕，黑白的畫面中，有隻小小鳥兒撲叱撲叱地拍著翅膀，寶寶的心臟正努力地跳動著。再仔細一看，約四個多月大的寶寶旁邊還有他的兄弟，他那不到他軀幹大小，早已被上帝帶回的兄弟。

「目前的週數還不是很穩定，建議就讓他們先待在子宮裡，不要強行將死胎拿出，以產婦的年齡，週數到後建議做羊膜穿刺，才比較能確定寶寶有沒有染色體上的問題……。」「沒問題沒問題，無論如何，只要能有孩子，什麼都行！」即使是黑白的畫面，還是讓丈夫的臉映上了熾熱的紅，他興奮的一邊回應，一邊跟太太鬥嘴：「這一次我不管你說什麼，都要把你綁在床上，要什麼我全幫你做，即使你覺得沒有異狀也要專心安胎！」「怎麼怪我，上次真的感覺都很好啊！誰知道一走出醫院突然就流出來了……。」

從一來一往的鬥嘴跟老師的補充我們得知，他們已經做了十幾次人工引卵，這回已是第六次體外人工授精，也是撐了週數最長的一次。俗稱的試管嬰兒，是數次體內人工授精失敗者的唯一嘗試，也幾乎是目前嚴重不孕症夫婦的最後一絲希望。寶寶的心跳就像戰鼓一般令他們士氣大振，決定從那時開始，就要住院安胎直到寶寶出生為止。

渺渺歡喜父母心

住院過程中我們每天跟著老師查房，準備生產的準媽媽房裡一道道布簾多半都是拉起來的，就像修行的高僧般與世隔絕。生產完的母親房裡多半燈也不開，窗簾緊緊拉著，她們靜靜地躺在丈夫懷裡，好像久別初戀般地緊緊依偎。

這位孕婦的病房總是令人期待，陽光任性地闖入，整個房間閃耀著金光，她與丈夫的小鬥嘴讓整個空間散發著活力與希望。她每天都會跟老師分享，好像用手就可以感覺到寶寶的心跳、覺得寶寶一定很好養，因為這次不像前幾次會一直孕吐及嚴重水腫，然後又撒嬌似地跟丈夫說她都很乖，能不能讓她到外面透透氣，並跟我們眨眨眼睛尋求支援，當然最後都會被丈夫委婉拒絕。

我們每次都會不自主地沉浸在他們的快樂裡，跟他們天南地北聊天，聽他們分享一路走來的辛苦。聊天中她還說，覺得寶寶的心臟就像他們胸前的青鳥，努力地振翅帶給小小的生命無窮希望。她最喜歡讓我們練習聽胎心音，好像幫助我們學習的過程也給了寶寶能量，讓他能一起成長。

期待青鳥再度降臨

我們始終沒注意到的是，老師總是不久留，而那份喜樂平和從來沒有解開老師深蹙的眉頭……。

淺綠色的布簾，透著淡淡的光。黑白的畫面就像老舊電視機一般頻頻閃著，卻總閃不出那撲叱撲叱的跳動。超音波室裡一片死寂，只剩老師機械式地解釋：「如果確定沒有心跳，就一定要人工流產，不然產婦也會有危險……。」她只是不甘願的盯著螢幕，好像在仔細尋找任何生命存在的證明。

「也許是窗戶開得太大，讓青鳥飛走了……。」比起胎兒的心跳，也許撲簌簌的淚珠更像青鳥拍翅遠離的聲音。面對壞消息，白袍不過是種偽裝，用艱澀的專業知識，掩蓋住我們無能為力的挫折。

而我只能定定地望著窗外，期望上帝那天，會讓青鳥再度飛回。

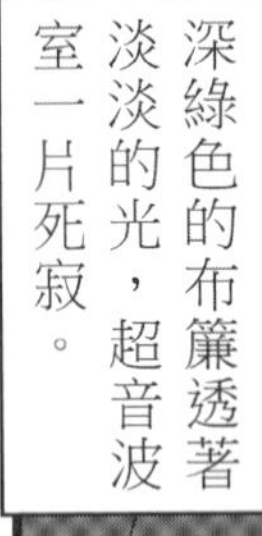

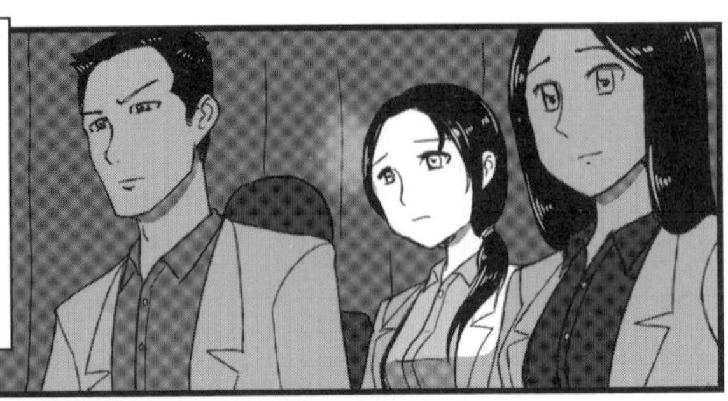

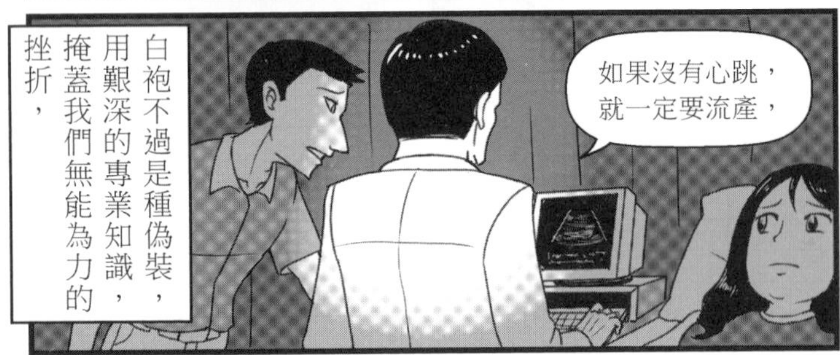

但是我仍望著窗外。

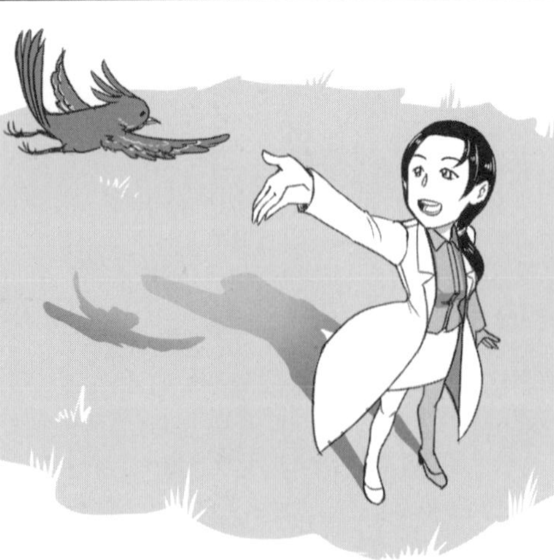

期待上帝讓幸福的青鳥，再度飛回。

醫線情

陳婉亭

我一時衝動，說道：「大哥會去更好的地方的。」大姊語帶顫抖，啜泣說聲謝謝。我覺得我並不夠資格接受這聲謝謝……。如果大哥真的有感應，那我能為大哥做的，就是好好拔掉這些管路，減輕大哥的痛苦，讓大哥更安心地前往其他世界吧！

實習菜鳥趕鴨上陣

「Intern，快來幫忙壓胸做CPR！」實習第七天，第二次值班，連導尿管都沒放過，醫囑打半天還常搞錯的我，就這樣直接去當救命第一線。

病人是個五十多歲的男性，一位中醫師，因為肺癌末期多處癌細胞轉移，現在都靠呼吸機維持基本生命徵象，胸管、導尿管、中央靜脈導管等無一不缺，從他的床沿大喇喇露出來，我光是想像其中一條裝在我身上就不禁打了個冷顫，感覺很不舒服。

但是大哥只是靜靜地躺在床上，一動也不動。

他已經在加護病房待五個月了，但是家屬覺得一切都有挽救的機會，遲遲不願意簽署DNR。在CPR的前一小時，我還在煩惱要怎麼幫他重裝洗腎導管，當時我還單純的以為，這就是今天值班的我需要幫這個病人做的唯一一件事。沒想到就在此時，大哥就這樣給了在場所有人和他自己一個醫療的大難題。

我看著大哥，每壓一下身體就跟著震一下，可是他的眼睛仍然閉著，沒有因此而睜開雙眼抗議我的粗魯，已經打了四支腎上腺素了，心跳仍然沒有回來，一旦停手，心跳血壓就會驟降。

現在壓胸機器已經接手，但是醫療團隊沒有因此鬆口氣，學長緊盯著螢幕，試圖抓出病人恢復心律或是呼吸的可能，然而沮喪的是，即使真的恢復心律，不到一分鐘後又成了一直線，機器又會開始叫，大哥的身體就像一台破舊老爺車，引擎努力發動，也不能多走一哩路。

DNR的煎熬掙扎

學長第二次走到外面跟家屬解釋病情。「就如同我之前說的，現在大哥即使回復心跳過幾分鐘就掉，大哥已經辛苦這麼久了，也許應該考慮讓他平靜地離開。」

病人的弟弟手拖著下巴，眼睛大大的望著前方，沉思好久，淡淡地說出：「好吧，如果這次心跳回來後又掉，就放棄吧。」他已經沒有了之前要救的堅決，取而代之的是沉痛、緩慢的字語。一旁的大姊早已紅了眼眶。我很想說點安慰的話緩和場面，卻又覺得現在這個情況和自己的身分，說甚麼都很突兀。

學長走回加護病房，要我給家屬簽「DNR放棄急救同意書」，我沉重地接下那張紙，走出門外，全部的家屬又突然抬頭望向我，我的心裡更是煎熬。現在門只要開一次，對家屬來說都是個心驚膽跳的時刻，誰都說不準這次門打開是不是就要迎接壞消息。我正要開口詢問哪位家屬願意簽，病人的弟弟直接大聲搶話：「我簽！簽哪裡？」他的手顫抖地簽下潦草的簽名。一旁的大姊再也忍不住，眼淚直直掉，我一時衝動，說道：「大哥會去更好的地方的。」大姊語帶顫抖，啜泣說聲謝謝。

我覺得我並不夠資格接受這聲謝謝，說到底，我根本沒為大哥做出什麼具體貢獻。我很想說出一些話，像是「大哥還是有機會回來，不要灰心。」，但是現實是，我沒有辦法決定，也沒有能力給出承諾。

死亡咫尺之遙

晚上九點六分，大哥離開人世。

我幫大哥拔除身上的所有管路，突然想起剛才學長跟我講的：「不管你相不相信，雖然病人已經宣告死亡，但他們仍有最後一口氣，剛才家屬來的時候心跳突然恢復一下下，這種事很玄的。」如果大哥真的有感應，那我能為大哥做的，就是好好拔掉這些管路，減輕大哥的痛苦，讓大哥更安心地前往其他世界。

原來，我離死亡這麼近，不同於醫囑上的「expired」（死亡）這樣簡短冰冷的字，現在，就要打在醫囑上了。之後的人們如果翻到這份病歷，僅僅知道病人去世了，沒有任何一個人能完全體會家屬當時的悲痛。

而我現在能做的就是，繼續去顧下一床病人。

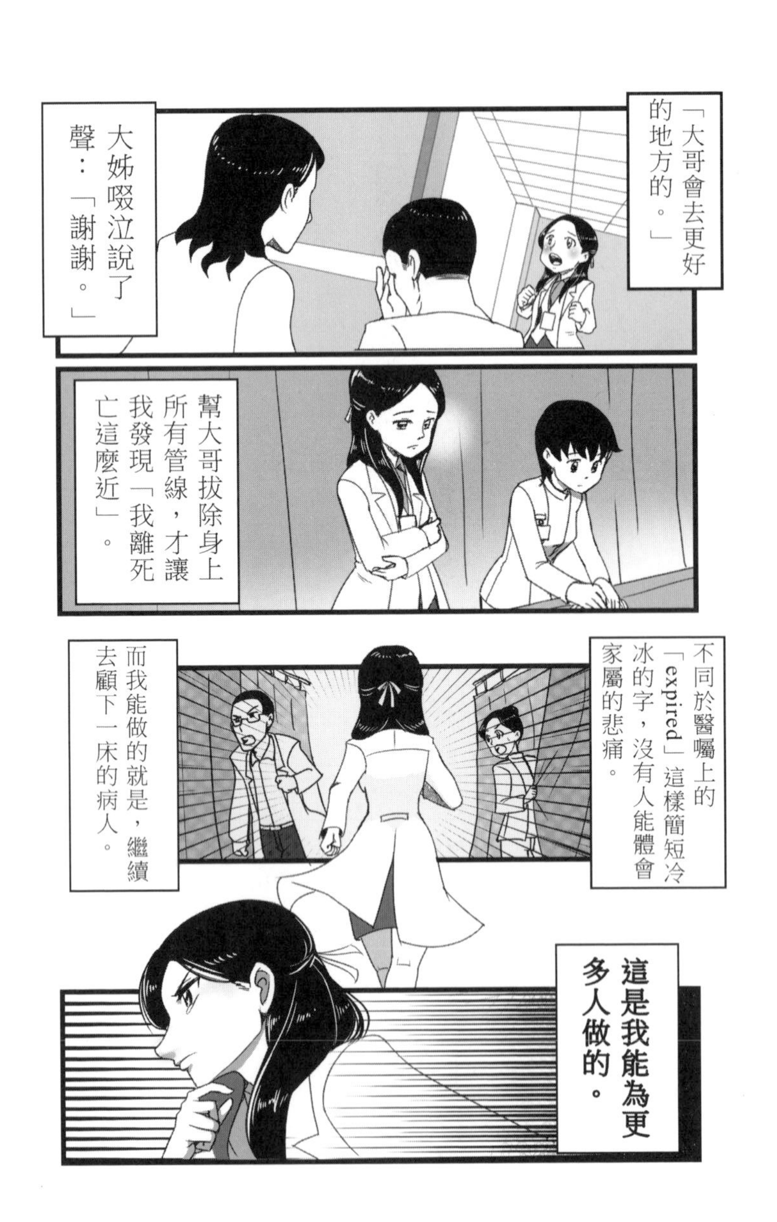
「大哥會去更好的地方的。」
大姊啜泣說了聲：「謝謝。」
幫大哥拔除身上所有管線，才讓我發現「我離死亡這麼近」。
不同於醫囑上的「expired」這樣簡短冷冰的字，沒有人能體會家屬的悲痛。
而我能做的就是，繼續去顧下一床的病人。
這是我能為更多人做的。

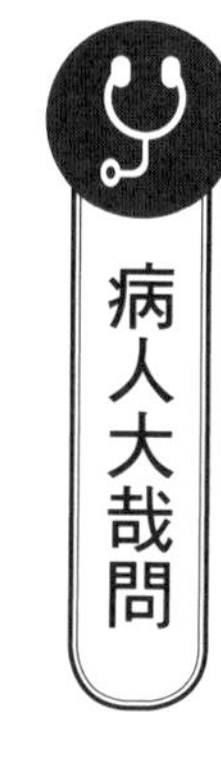

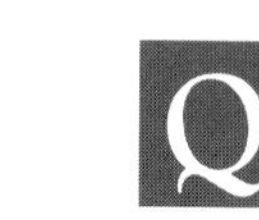

何謂CPR？在什麼情況下需要施作？

A

CPR（Cardiopulmonary Resuscitation，心肺復甦術），是一種救助心跳暫停病患的急救措施，包括氣管內插管、體外心臟按壓、急救藥物注射、心臟電擊、心臟人工調頻、人工呼吸或其他救治行為讓血液循環恢復。心肺復甦術包含一系列的評估及行動，採取的步驟可能需要根據不同心跳停止之病因有所變通。

心跳暫停一旦發生，如果患者得不到及時搶救復甦，四至六分鐘後就會造成腦和其他人體重要器官組織的不可逆損害，因此必須在現場立即施行。

謝恩師—記大體解剖課

王妤珊

要有怎樣的信任，才能願意將身軀交給素昧平生的一群人？是怎樣的大愛，才能忍受苦痛不施行治療，只為留下一個完整的教材？卸去一生的重擔、一身的軀殼，原來一個「人」，真的能讓我們發自內心的讚嘆，還能「親身」教導我們許多。

晚間九點十四分，特意在走回宿舍前瞄了一眼時間，就像每一次留下來複習大體解剖的夜晚，只是這次不太一樣了。

組長那一聲口令來得太快，反射性鞠了躬，「謝謝老師，老師辛苦了！」低著頭，還沒完全整理好的情緒，在哽咽的聲音裡表露無遺。

感恩戰兢的學習

憶起始用典禮上，閉上眼，想著要如何能在這幾分鐘內向您—敬愛的老師—表達我的感恩默禱。於是摒住緊張、擔心、以及未知，只能不斷地、不斷地重複著「謝謝您。」第一聲，「老師好。」或許您不知道，每一次的問好對我都很重要，好似告訴自己，也告訴您，今天的課程要開始了。輕輕掀開白布，憑著課堂上的記憶，大膽往深層且未知的領域摸索，卻又小心翼翼，深怕顫巍巍的手還不夠熟練，還不足以承擔這樣重大責任的功課。

要有怎樣的信任，才能願意將身軀交給素昧平生的一群人？是怎樣的大愛，才能忍受苦痛不施行治療，只為留下一個完整的教材？又是怎樣的緣分，才能讓我們有幸向老師您學習？在您身上劃下的每一刀，也在腦海裡刻下每一絲肌肉血管神經的記憶。

猶記訪談時家屬的期望，師母語帶哽咽說著：「我沒什麼要求，只希望你們能好好待他，手輕一點，全力以赴。」現在我終於明白，那句「手輕點」，負有多大的不捨與期待。

再一聲，「謝謝老師，老師辛苦了。」每堂課結束前，輕輕為你蓋上，深深一鞠躬，再齊聲說出這句話。多少個午後及夜晚，我們與時間拔河，就像在浩瀚的知識海洋旁，一次又一次彎身細看美麗的貝殼。您是那一片靜默的大海，包容我們尋找的痕跡，包容我們迷航的無助，看著我們出發尋找目的地，也見證我們每一個發現的時刻。

全人以赴的學伴

這天，是縫合的日子。打開解剖臺，組員站在老師臉龐旁半晌，「再讓我看看老師美麗的顏面神經！」凝視許久後，他輕輕說：「我好像沒有這麼認真看過老師全部的樣子。」每每專注著所分配到的一小部分，企圖在茂密紛雜裡，尋著目標往前走，卻沒有一次，好好看看這片森林裡的全然樣貌，以及在其中走過了多少路。

而這一次，卻是最後一次了。那個瞬間，一陣傷感襲上，全組都沉默了。

對老師的感謝是說不盡的，從一開始老師就待我們很好，身上的每一塊肌肉、每一絲紋理都令我們驚豔。謝謝老師的教導，再累、再晚的每一堂課，其實老師才是最辛苦的那位，謝謝老師的陪伴，親自走過這段習醫必經之路，才真正體會這樣的經驗有多麼珍貴。

時時都用「全力以赴」提醒自己，或是在心中責備自己是不是不夠努力，問自己：我做到了嗎？

沈默是金的身教

隨著課程推前，我們在老師身上一次又一次發現與驚嘆，奧妙造物主賜給我們的美麗。卸去一生的重擔、一身的軀殼，原來一個「人」，真的能讓我們發自內心的讚嘆，還能「親身」教導我們許多。

老師，您不言一字一句，卻用藏在軀殼裡的大愛，訴說著您一生的故事；老師，您靜靜地在臺上，讓我們看見您身上每一寸每一縷；老師，是您陪我們走過了習醫的一段路，是您默默為我們解開對生命的疑惑，這樣的歲月裡，我們因為你而學習、而成長，更加知道如何成為一個醫生。

老師，您終於可以好好休息了！希望我們都有做到您希冀給予我們的，您真的一直、一直是個好老師！

謝謝您。

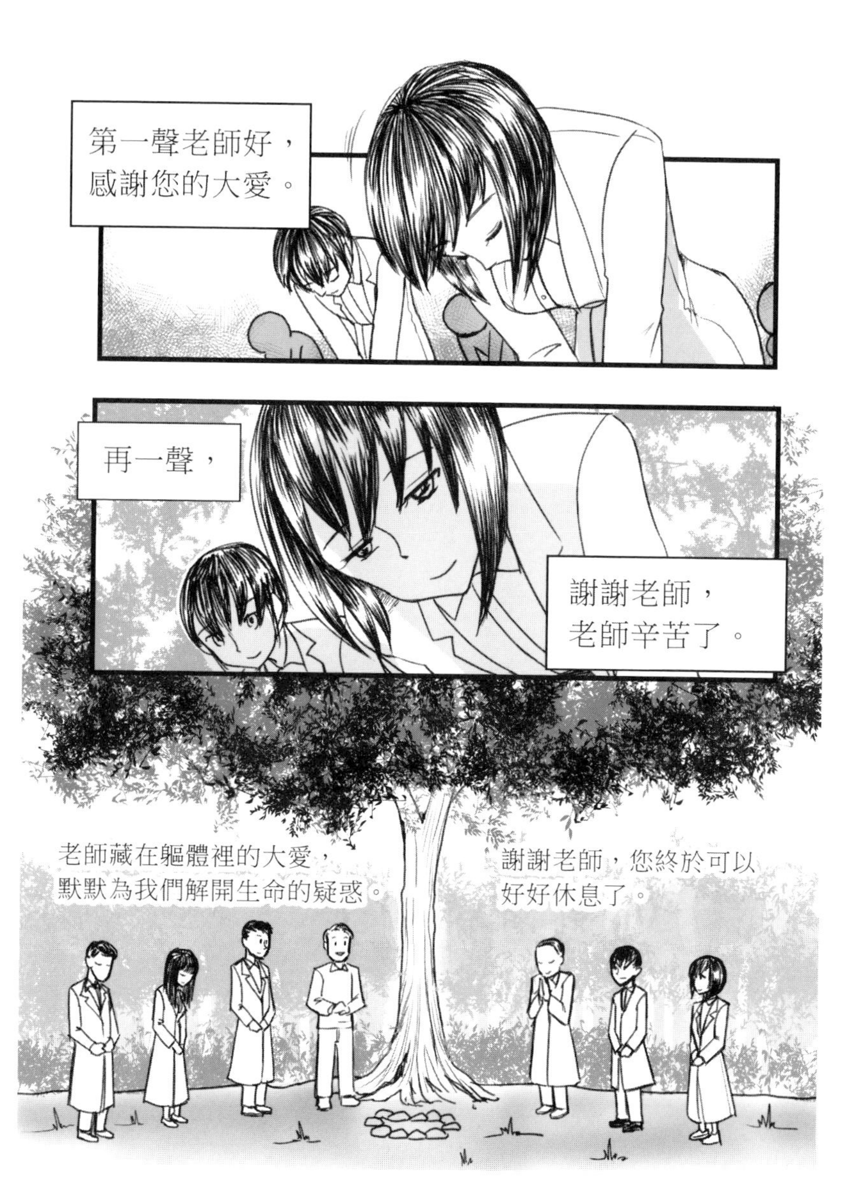
第一聲老師好，
感謝您的大愛。
再一聲，
謝謝老師，
老師辛苦了。
老師藏在軀體裡的大愛，
默默為我們解開生命的疑惑。
謝謝老師，您終於可以
好好休息了。

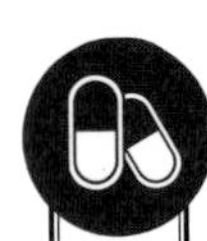

醫病溝通大補帖

什麼是大體捐贈，相關的程序與條件為何？

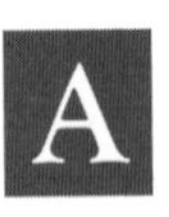

捐大體，指人願意死後把身體全身捐贈給醫學院及醫療機構做教育及研究用途，或捐給有需要的病人。在台灣，尊稱捐贈者為大體老師，或是無語良師（Silent Teacher），遺體使用依醫學教學與研究，可分為大體解剖、大體模擬手術及病理解剖三類。可以說，沒有大體老師，就沒有醫生。

大體捐贈為無償及無條件捐贈，有相關條件限制，包括：需要親屬同意、必須是十六歲以上自然死亡或病故者。另外，曾做過器官摘除、動過手術者、有法定傳染病、超過或低於依身高計算的標準體重百分之五十者均不適合捐贈。另外，若已進行器官移植，傷口無法癒合，不能防腐，也不能再做教學解剖。

大體送達醫學院後，會立即作防腐措施，防腐至少要一年以上，大體從防腐到教學結束、火化、安奉骨灰，至少需要兩年以上時間。大體教學結束後，從派車接運、骨灰火化、安奉之費用由各醫學院全額負擔，大體火化後，家屬可選擇後續處理方式。

各醫學院都相當重視對大體老師及家屬的尊重與感懷，會到老師家訪問家屬，了解老師生平事蹟並製作簡介資料，教學啟用前與入殮，師生有追思儀式，每年清明節前均舉辦慰靈公祭邀請家屬參加，喚起學生對大體老師的尊敬與感念。

白紙上的暗號

林家揚

我先畫一個太陽，等鄭先生說出太陽後，再請他說出會想到的字詞，一步一步地往下延伸，就像教小朋友那樣……。當我再次回到復健大樓時，護理站有一封指名要給我的信，是一張白紙，上面充滿了一些圖案和忽大忽小的文字。

一家之主驟然倒下

實習醫師生涯雖然才開始沒多久，有個故事卻深深烙印在腦海。

鄭先生，正值三十五歲壯年，是一個熱心公益的好人，也是一位電腦老師，教導偏遠地區學童使用電腦，下課和放假時更自願負責鄉里的電腦和 3C 產品教學，許多中老年人手機或電腦上的使用問題都會請教他。雖然沒賺多少錢，但是他很快樂能運用所學幫助大家，大家也對他的古道熱腸讚譽有加。

某個夜晚，鄭先生下班後一如往常到熟悉的麵攤吃麵，他只記得點了一碗麵，接下來的故事全都是旁人訴說後他才得知。他突然昏倒在地，在麵攤吃飯的鄰居們都嚇傻了，回神後才急忙打一一九，送醫後經診斷是中風，並且不幸有了失語症的狀況，這對正值壯年肩負一家生計的他與家人來說，無非是一個巨大的衝擊。

當時我在復健科病房實習，鄭先生是我照護的患者中年紀最輕的，患者入院時我都會詢問病史並做簡單的理學檢查，他的太太紅著眼哽咽地說起鄭先生的病史，我一邊用筆紀錄著故事，一邊盡我所能地鼓勵他們。

說不出口的苦楚

對鄭先生最痛苦的就是「想說卻說不出口」的煎熬。他很想表達想說的話，也很想回應我們的問題，無奈的是他無法說出口。例如，他知道手機可以拿來打電話卻無法說出「手機」這兩字。中風後他的右腳也不如以往，出入都需要坐輪椅，剛開始甚至連基本的盆浴或上廁所都需要旁人協助。可想而知，這對鄭先生來說是一個多麼大的挫敗，也因此，他的情緒十分低落，家人在照護上也更加辛苦。

了解狀況後，我特別找一個機會與鄭太太聊天，她一把鼻涕一把眼淚地訴說鄭先生生病後對家庭生活的衝擊，我心疼他們的遭遇，下定決心要更用心幫助鄭先生。

每天除了查房外，我都會特別花半小時與鄭先生聊天。我會準備一張白紙，上頭畫一些小圖案，然後藉由這些圖像，再搭配相似或相反字詞聯想，幫助鄭先生回想起這些曾存在他腦海中的字詞。例如，我先畫一個太陽，等鄭先生說出太陽後，再請他說出會想到的字詞（例如月亮），一步一步地往下延伸，就像教小朋友那樣，等待鄭先生一字一句慢慢地吐出答案。有時候真的想不起字詞時，他會抱頭面露痛苦，但從不輕言放棄，如果想不起某個字詞，他會請我畫更多圖案幫助他記住這些詞語。

溝通傳情心密碼

經過將近兩周的努力，鄭先生每天都很努力，逐漸有些許的成效，至少他能對我們的提問做一些簡單的表達，也許有時辭不達意，也許有時說不出口，但至少他會試圖用肢體語言溝通回應。有天，鄭先生希望我幫他準備一段話，他想送給他太太。我們花了大約三小時才把這封信完成，白紙上布滿各種能幫助鄭先生表達的圖案與文字，我們就一個字一個字地練習，只為了讓這個禮物能呈現得更美好。

兩周的復健科實習結束了，我到其他棟大樓繼續我的課程，也少了可以和鄭先生接觸的機會。幾周後，當我再次回到復健大樓時，復健科的學長告訴我護理站有一個指名要給我的信，是一張白紙，上面充滿了一些圖案和忽大忽小的文字。

我看得出來，這是鄭先生給我的暗號：謝謝你。

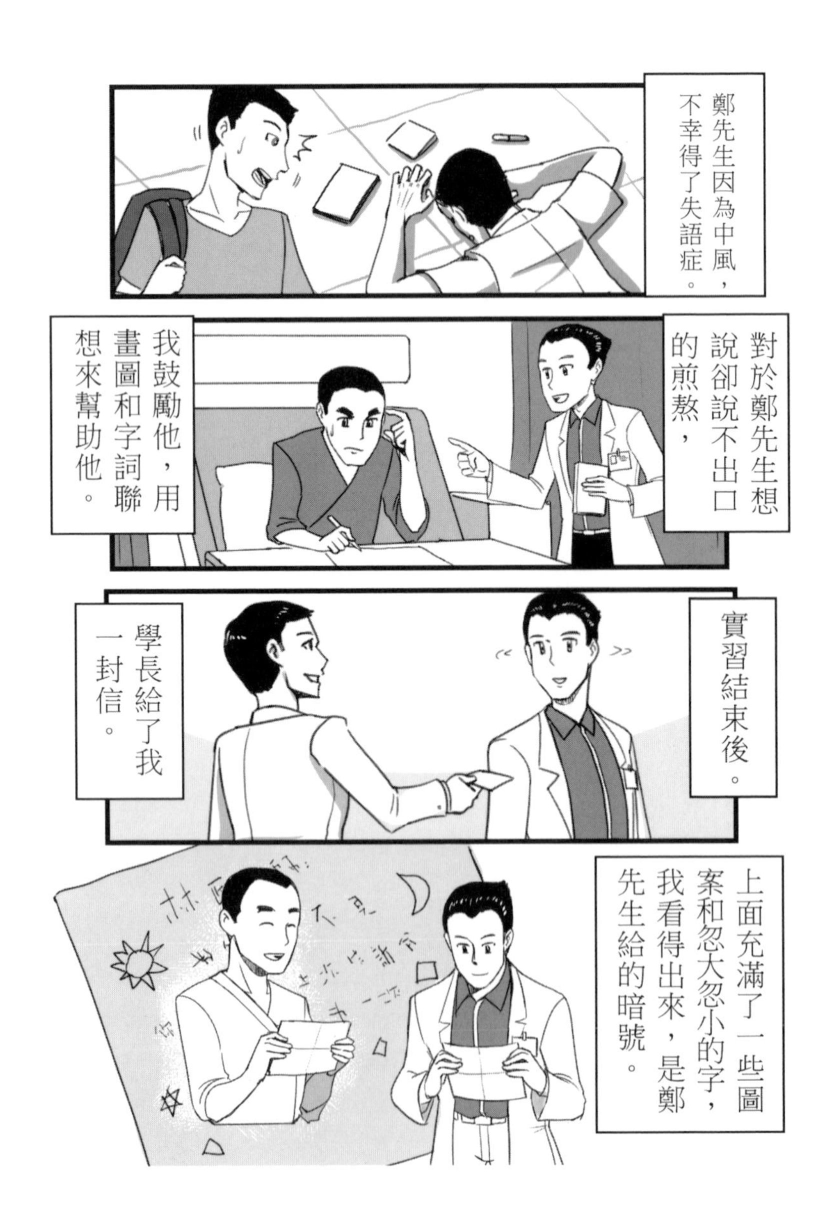
鄭先生因為中風，不幸得了失語症。
對於鄭先生想說卻說不出口的煎熬，
我鼓勵他，用畫圖和字詞聯想來幫助他。
實習結束後。
學長給了我一封信。
上面充滿了一些圖案和忽大忽小的字，我看得出來，是鄭先生給的暗號。

名家專訪——

醫學尬人文的新滋味

蔡甫昌 英國曼徹斯特大學醫學倫理博士、台灣大學生醫倫理中心主任

「先學做人，再學當醫師」，這個理念早在日據時代台大醫學院（時為台灣總督府醫學校）第二任院長高木有枝已經提出，而經過許多人多年的努力，台灣醫學教育界已普遍重視醫學人文與倫理，並在醫學教育中強調，學生也逐漸認同與重視，起了潛移默化的效果。

研究醫學倫理機緣

初次接觸「醫學倫理」課程，是在一九八五年就讀台大醫學系四年級的時候，這可能是日據時代以後，台灣醫學院首次開設的醫學倫理課程。會有此創舉，乃是當時台大醫學系系主任林瑞祥教授（糖尿病與醫學教育權威，二〇一六醫療奉獻獎得主）的規劃，他自加拿大多倫多返國任職後，發現醫學系沒有醫學倫理課程是不妥當的，就邀請各科權威醫師、前醫學院院長、神父、律師、衛生署主管等人一起授課，開風氣之先。

林教授認為所有的醫學生都必須修這門課，因此第一年開課時便讓醫學系四、五年級及學士後醫學系三年級一起上課。理論上三個班一同修課，教室應該會坐不下，沒想到過了幾堂課後，來的學生所剩寥寥無幾，課堂上變得很空洞。

但是我倒是一直覺得主題很有趣，想多學習，可惜大堂課演講的形式，每次總覺得討論不夠深入，這也種下我日後再進修醫學倫理的種子。而當年醫學倫理課程的老師講義與共同筆記，至今我都還留著，偶而還會翻出來回味分享。

SARS衝擊醫療衛生與教育體系

二〇〇三年SARS疫情對台灣造成重大衝擊，同時曝露出醫療衛生體系及醫學教育的一些問題，例如：偏重醫療技術面而欠缺基本醫療照顧能力之培養，忽略病患心理及社會面之照顧，醫學倫理與醫療法律之思考訓練普遍不足……等。因此，醫界高瞻遠矚的前輩便推動後SARS的醫學教育改革，其重點包括一般醫學訓練、社區醫學、全人照顧、醫學倫理與法律。而我所規劃推動的醫學倫理教育，強調一個基本觀念的轉變，從「傳統醫學倫理」思維的教學：強調醫德與人格修養之提升及規範教導，走向「分析醫學倫理學」：應用道德推理於臨床決策，逐漸的，醫學院校的醫學倫理課程及各醫療專業的倫理法律繼續教育，也漸趨活潑多元，饒富思辨性及實用性。

迎向變局的醫師養成教育

從日據時代台大醫學院（時為台灣總督府醫學校）第二任院長高木有枝（一九〇二年三月～一九一五年三月任職）提出「先學做人，再學當醫師」這個理念，已經超過一個世紀，而在許多人的努力發展下，醫學教育的內涵也持續不斷的被探索與擴充。

醫學院評鑑委員會（TMAC）對於醫學系的評鑑，十分重視人文及倫理教育，將「培養醫學生同理心、溝通、敬業負責態度、專業精神、道德倫理及利他主義等」，視為近程改進的基本重點，帶動醫學院教學革新。

二〇〇六年起，教育部顧問室執行「人文社科新興議題與專業教育改革中程綱要計劃」，其中由我主持規劃的「醫學專業教育之人文社會與倫理法律教育提升計劃」，分別從師資培育、核心課程建立及制度改善來推展人文社會與倫理法律教育。

關注醫學人文的實踐

醫學人文教育具體的展現可以有許多的面向，包括：醫療組織與機構層面，例如專業醫學會、教育學會、各醫學院校，都能強調人文與倫理教育；又如公私立醫學院院長會議，也定期集思廣益共同討論推動政策，從各個面向去改善和加強教育內容。科技部、教育部也提供醫學人文與倫理領域的研究或教育計畫補助案，供學校教師與醫院醫師提出申請執行。而教學醫院、醫學院的評鑑，更是具體有效的方法來提升醫學人文與倫理教育。

師資課程上，除了有更多醫師、護理師等醫療專業人員研習第二專長，例如哲學、倫理、法律、社會學、歷史學等人文社會科目，發展跨領域教學與研究，許多醫學院近年也引進具有社科人文背景的教師，包括歷史學、社會學、哲學、政治學、性別議題等等，不少醫學院成立醫學人文學院，教育工作者也用心評估新的學習需求、創新課程設計規劃、開發新的教學模式、教材與教學方法。

這些年我在進行小組討論教授醫學倫理課程時，一直在探索如何讓學生從過程中養成對於倫理議題的敏感度、思維能力與溝通技巧，並轉化成解決醫療倫理困境及提升照護品質的臨床技能。我十分喜歡老友日本群馬大學服部健司教授特別為醫學倫理教學所精心創作拍攝的八部短片，是內容豐富的案例教材，可引導學生更貼近人心、人性與人生；是除了適合醫學院學生、也很適合一般大眾觀賞的醫學倫理劇。於是，我提供學生繳交期末作業時，可以選擇書面報告或共同拍攝一部醫學倫理劇，結果大家幾乎都選擇拍攝倫理短片。

同學們主動收集臨床實習的經驗、社會上發生的醫學倫理時事、身邊親友發生的故事，分工合作從取材、編劇、分鏡、演出、拍攝、後製、配樂、幕後花絮等毫不馬虎，最後期末檢討時以電影首映會方式播出讓各組觀摩討論，迴響十分熱烈。而透過這樣實作過程，發現同學們能夠深入反省醫學倫理課堂所學，深化辯論與思考，學習如何在兩難情境中進行溝通與決策，更重要的收穫是同學於創作影片過程，更深刻體會與實踐何謂團隊合作，看到學生們不同的學習成長。

整體而言，台灣醫界已開始重視醫學人文與倫理教育的重要性，在經過許多教師的教學創新及努力，學生們也有機會進行更多的學習與思考，將醫學倫理的觀念與思維融入臨床工作與病患照護。而經過醫學生人文與倫理教育的訓練養成後，更多的執業醫師除了醫療本業外，也將關注醫學人文的實踐。

名家專訪——

不再靜默的陽光午後

陳志漢 紀錄片《那個靜默的陽光午後》導演

《那個靜默的陽光午後》（The Silent Teacher, 2017）是新銳導演陳志漢的首部紀錄長片，主題是過去華人影片鮮少碰觸的禁忌題材：「大體老師」。

兩年多的拍攝過程中，陳導演與攝影師採訪大體老師家屬林惠宗一家人與輔大醫學院師生，深入理解家屬的心境轉折與醫學生的成長。

在醫學院教室的解剖課堂，「大體老師」帶來一場衝擊性極高的生命教育。陳志漢帶領觀眾深入解剖課，凝視死亡，感受同理心的重要，更藉此部片探討，什麼才是

「活著」……

Q 為何對醫療、生死議題類題材，特別關注？

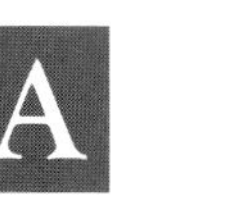

A 當一個人在面對生死時，很多他的想法、他說的話，就會更直接更誠實表達，沒有時間包裝鋪梗，毫無禁忌不避諱地說出來。

我很喜歡探討一些人生基本課題，像是人與人之間的溝通、面對生死兩難的抉擇、社會經濟體系如何影響小孩等等，這也是長期拍攝紀錄片的目的，把對社會的觀察體會用影像，直接和社會對話溝通。

Q 拍攝前後，對於大體捐贈的認知有何不同？

A 原來對於大體捐贈可說是一竅不通，只有非常粗略的認識，知道有人捐大體，也聽過大體老師，僅此而已。在拍攝過程中也是慢慢一點一滴去認識瞭解。

後來發現，大體捐贈對我來說有兩層意義：一是讓學生認識什麼是生命，另外就是讓他們學習到人體各部位的知識，兩者都非常重要。

另外，我也瞭解到影響大體捐贈不只是本人意願，更重要的是家人，家人同意才能成功，也必須去承受捐贈後兩三年的痛苦，會一直回想起此事，以華人傳統觀念而言，就是親人尚未入土為安。東西方對於遺體的觀念差異很大，讓我印象深刻。二〇一三年參加「CCDF華人國際紀錄片提案大會」，和各國同業提到這個主題，他們很好奇為何我們會對遺體如此重視，對許多西方人來說，遺體就像是台報廢的車子，要送人就給人，沒什麼嚴重，有些國家甚至是，如果你沒有事先表示不要捐贈，就視同願意捐贈。我們則不一樣，都會先思考自己能不能接受，然後想像家人是否能接受，顧慮的層面很多。

自己也曾試著模擬，如果沒有深入瞭解大體老師的捐贈過程，是否還能夠接受，結果依舊很難。雖然理性知道人死後沒有感覺，但一想到要把遺體捐出去，還是會覺得怪怪的，因此真的很敬佩他們。

Q 看到醫學生上過大體解剖課後，有什麼樣的轉變？

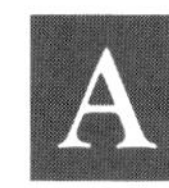

原本想像解剖課一定是很有「戲」的場面，老師和學生淚流滿面的感謝大體老師，出乎意料，只是一堂很正常的課在進行。

整個學期課程非常緊湊，學生一上課就忙著找神經、血管。一開始，我覺得學生們過於理性輕鬆，邊解剖邊閒聊，有時甚至大笑，看了實在有點生氣，覺得學生有這麼難得的機會，卻對大體老師如此不尊重。詢問教授後才知道，剛開始醫學院有這門課時，就教導學生要非常敬重，上課時一直向老師說感謝的話，結果學生因為壓力太大，緊張得手一直抖，根本無法下刀。

後來想想，一個二十三、四歲的學生，要去承受一個人把身體貢獻給你，的確很沈重，再一想，大體老師除了能讓他們尊重生命，最重要的還是要讓學生學會解剖相關知識，不要因小節破壞大體老師的美意，也就釋懷了。

我對學生最大的改觀是在整個解剖課結束後，看到他們一個一個去和老師說：「老師，感謝你，這學期辛苦你了，上課時我很隨便，對不起。」很特別的感覺，原本以為他們漫不經心不重視，這才知道實在是課業壓力太大沒時間思考，等到一切都過去時，再回頭，發現自己做錯許多事，於是很誠意的道歉。

我真的很感動，學生們確實是很有意識的知道自己在做什麼。影片中也企圖呈現一開始他們很隨意輕浮，後來慢慢沈澱成長，直至老師安葬時，也一起到她的家鄉嘉義追思的過程，他們的改變超乎我的想像。

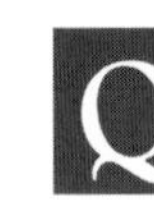

影片拍攝中有何最難忘的事？

A 學生下第一刀的時候。之前問過大體老師林太太的家屬林先生和女兒，很多關於她生平事蹟的資料，都存在我腦海中。原本大體是被放在塑膠袋內，被取出時感覺很奇妙，腦中關於林太太的種種資料，完全附著在這位大體老師身上。

本來是很理性客觀的拍攝，但當學生下第一刀的那一刻被突破了，好似自己的朋友要被解剖，心裡很難過捨不得。這個深刻經驗，讓我比較能體會林先生為何如此難過，也明白學校為何在解剖後就不讓家屬去探視，補足我去瞭解，人為何無法理性跨越生死的鴻溝，該難過時還是會難過，使我有更多同理心。

兩三年間陪伴林先生，沒有太多安慰的言語，靜靜聆聽他說話，讓他可以放心做任何事，陪伴你的被攝者度過人生這段低谷，我覺得很重要。

有一些醫學院打算未來大一生要看這部片，作為一個醫生，要瞭解病患和家屬面臨何種痛苦，當他們無法跨越生死難題時，醫生要如何去同理？

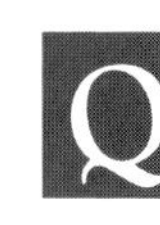

觀眾的反應與回饋？

A

許多人和我當初一樣，搞不清楚大體捐贈的相關細節，像是捐到哪兒，多久時間啟用等等，甚至連醫學生也是如此。也有家屬在知道要三年後才安葬時就領回去，法律上沒有約束，還是尊重家屬的意願。

觀眾有兩種極端反應，一是本來要捐的不捐了，原因很多。有一對夫妻原本計劃捐贈，看完影片後改變，因為發現原來這會讓另一半承受許多痛苦。另外有一個高中生，則是看完之後淚流滿面告訴我，他要當大體老師。

我拍此片的目的並不是要推廣大體捐贈，只要看到大家在瞭解捐贈流程後，覺察到生命有極限，對人生目標有思考並做出決定，更有意識的活，都覺得很高興。像這位高中生，這麼年輕就開始思索，他要一個怎樣的人生，非常棒。這件事更珍貴，而不是多一位或少一位大體老師。

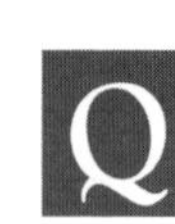

凝視生死後，對自己的啟發？

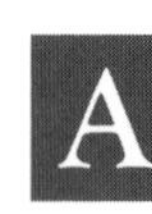

以往，我對死亡很負面，認為是生的對立面，後來發現其實不然，生命中包含死亡，才會顯得生命可貴。

我常和學生說，現在開始思考一件事，如果你不會死將如何？那就不用工作、吃飯了，反正不會死，路上被車撞也不會死，他們都愣住了。死亡是生命必然的一部份，無需覺得死亡很重或很輕，沒有人知道自己明天是否還會活著，好好珍惜現在。

之前，也會質疑自己辛苦拍紀錄片意義何在？拍了這部影片宛如得到一份禮物，以後不再想東想西。兩三年拍一部片，一輩子又能拍多少部呢？只要覺得對的事就努力去做。

當我知道生命有限時，就會去尋找，到底哪些事是我喜歡的？哪些事是沒有意義或無法幫助生命提昇的，就儘量不去碰。我已找到了，拍紀錄片、推廣紀錄片，就專心全力投入。

致　謝

本書《在懷疑與信任之間：醫病心樂章》的完成，非常感謝來自各界的共襄盛舉，敬致謝忱。（依姓氏筆畫排序）

—— 名家專訪 ——

王明鉅、王志嘉、周怡芬、吳麗萍、洪惠風、陳志漢、黃偉春、黃光琪、楊育正、楊玉欣、楊秀儀、蔡甫昌、蘇昭蓉

—— 推薦序 ——

于大雄、王秀紅、王碧霞、高山青、張瑜鳳、陳昭姿、陳文雯、黃旭田、詹怡宜、鄒繼群、劉思銘、蔡忠翰、謝銘洋

—— 書中問題解答單元 ——

于大雄、王志嘉、於淑娟、孫美華、張濱璿、許文章、陳煥武、黃光琪、黃鈺媖、廖國興、劉越萍、潘恆新、賴至柔

—— 贊助捐款人 ——

周怡芬、吳麗萍、林雅芬、邱昱嘉、洪迺絜、高山青、曹明松、曹蕥蘭、許健生、黃金城、黃鈺媖、黃鈺慈、葉信志、蔡忠翰、爐國忠及其餘贊助捐款人。

因為有你們的鼎力相助與無私的奉獻，才能讓本書得以出版，讓醫病關係的心樂章傳唱下去。

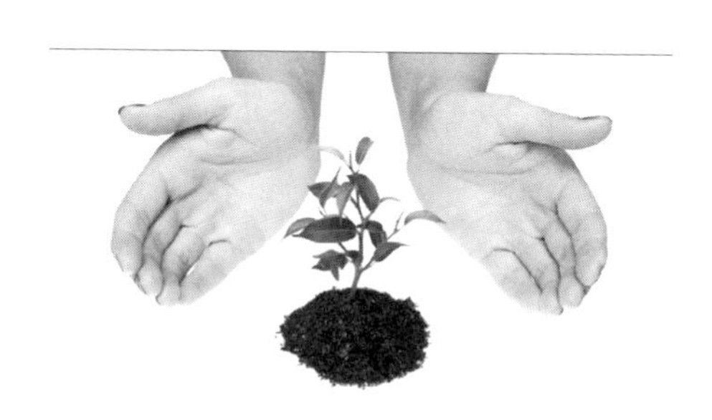

播撒調解的種子、
厚植和諧的文化！

社團法人台灣醫病和諧推廣協會，於一〇三年一月十一日創立，並於一〇六年十二月十三日完成社團法人登記。

協會的會員涵蓋了醫、法及民眾三方面共同致力於建立醫病雙方溝通平台，以期創造一個「安全、安心」的環境，達到病人得以擁有安全而放心的醫療照顧；醫療人員得以安心執行醫療業務的目標。成立以來積極推動相關研習、講座、宣導、考察、研究、徵文等活動。

我們期許做一個勤勞的耕耘者，為我們美麗的家園，努力播撒調解的種子，厚植和諧的文化！

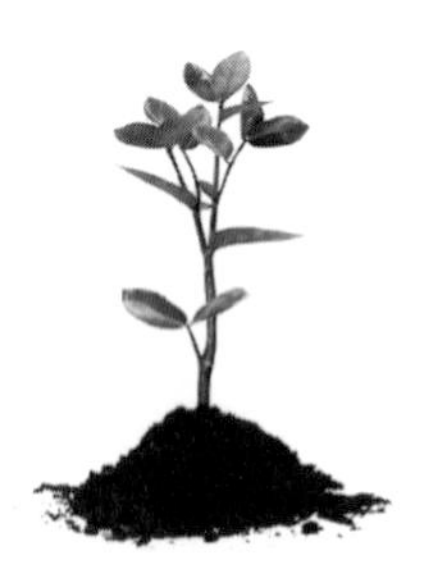

FB

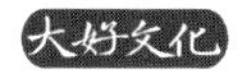

大好生活 4

在懷疑與信任之間
——醫病心樂章

作　　者｜社團法人台灣醫病和諧推廣協會
策畫編輯｜周怡芬、黃鈺媖、邱昱嘉、吳麗萍、陳蜀敏
採訪撰稿｜胡芳芳、孫德萍
漫　　畫｜李佾穎
出　　版｜大好文化企業社
榮譽發行人｜胡邦崐
發行人暨總編輯｜胡芳芳
總 經 理｜張榮偉
主　　編｜古立綺
編　　輯｜方雪雯
封面設計｜陳文德
美術主編｜楊麗莎
行銷統籌｜胡蓉威
客戶服務｜張凱特、胡小春
通訊地址｜11157臺北市士林區磺溪街88巷5號三樓
讀者服務信箱｜fonda168@gmail.com
讀者服務電話｜02-28380220、0922309149
讀者訂購傳真｜02-28380220
郵政劃撥｜帳號：50371148　戶名：大好文化企業社
版面編排｜唯翔工作室 (02)23122451
法律顧問｜芃福法律事務所　魯惠良律師
印　　刷｜鴻霖印刷傳媒股份有限公司　0800-521-885
總 經 銷｜大和書報圖書股份有限公司 (02)8990-2588

ISBN　978-986-97257-0-5（平裝）
出版日期｜2019年1月11日初版
定　　價｜新台幣340元

Printed in Taiwan

國家圖書館出版品預行編目資料

在懷疑與信任之間：醫病心樂章 / 社團法人台灣醫病和諧推廣協會著. 胡芳芳、孫德萍採訪 / 撰稿.李佾穎漫畫 -- 初版. -- 臺北市：大好文化企業, 2019.1
328面；15×21公分. -- (大好生活；4)
ISBN　978-986-97257-0-5 (平裝)
1. 醫病關係
419.47　　107021050